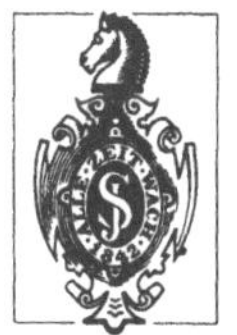

Orthopädie und Traumatologie des Bewegungsapparates

Eine Einführung für Operationspersonal, Pflegepersonal und Physiotherapeuten

Von D. Grob

Mit 100 Abbildungen

Springer-Verlag
Berlin Heidelberg New York 1982

Dr. med. Dieter Grob
Abteilung Orthopädische Chirurgie
Kantonsspital St. Gallen
9007 St. Gallen
Schweiz

ISBN-13:978-3-540-11407-9 e-ISBN-13:978-3-642-68513-2
DOI: 10.1007/978-3-642-68513-2

CIP-Kurztitelaufnahme der Deutschen Bibliothek
Grob, Dieter:
Orthopädie und Traumatologie des Bewegungsapparates: e. Einf. für Operationspersonal, Pflegepersonal u. Physiotherapeuten / von D. Grob. – Berlin; Heidelberg; New York: Springer, 1982.
ISBN-13:978-3-540-11407-9

2124/3321-543210

Inhalt

Geleitwort

Die Operationsschwester, die technische Operationsassistentin, die Stationsschwester und die Physiotherapeutin einer Klinik für orthopädische Chirurgie sind heutzutage nicht mehr allein Helferinnen und Dienerinnen wie ihre Kolleginnen früher. Die Vertiefung des Fachgebiets bis zu zahlreichen Subspezialitäten hat das nichtärztliche Klinikpersonal zum Mitarbeiter mit gehobener Verantwortung heranwachsen lassen. Dazu sind nun aber fachliche Kenntnisse erforderlich, welche während der üblichen Berufsausbildung nicht oder nur teilweise vermittelt werden.

Im Operationssal, auf der Station und in der Physiotherapie muß genau bekannt sein, worum es beim orthopädischen Patienten geht, weshalb und wie eine Operation durchgeführt wird und welche Weiter- bzw. Nachbehandlung angebracht ist. Solches Wissen wird in der Klinik für Orthopädische Chirurgie des Kantonsspitals St. Gallen den angehenden Operationsschwestern und technischen Operationsassistentinnen systematisch vorgetragen, den anderen Berufsgruppen bis dahin nur sporadisch. Herr Dr. Dieter Grob hat den Inhalt dieses Unterrichts im vorliegenden Kliniktaschenbuch niedergelegt in der Vorstellung, daß nicht nur in speziellen Schulen oder Kursen, sondern auch im Selbststudium jenes Maß an Wissen erworben werden kann, das zur reibungslosen Zusammenarbeit an einer modernen orthopädischen Klink erforderlich ist.

Die Darstellung des Stoffes ist ausgesprochen praxisnah gehalten und die Abbildungen des Autors tragen zur Anschaulichkeit bei.

Das Buch ist geeignet, die Zusammenarbeit in einer orthopädischen Klinik zu verbessern. Angemessenes Wissen um die Probleme unseres Fachs erleichtert nicht nur die Arbeit, sie wird vielmehr von den Mitarbeiterinnen im Operationssaal, auf der Station und in der Physiotherapie auch mit wacherem Interesse geleistet. Davon profitiert nicht zuletzt der Patient – und dafür sei Dr. Grob besonders gedankt.

St. Gallen, Frühling 1982

Prof. B.G. Weber
Chefarzt der
Klinik für Orthopädische Chirurgie
Kantonsspital
St. Gallen
Schweiz

Vorwort

Angeregt durch das vielseitige Interesse an den stichwortartig angelegten Unterlagen für die Schwesternschule am Kantonsspital St. Gallen haben wir uns entschlossen, die vorliegende Einführung in die Orthopädie und Traumatologie des Bewegungsapparats zu schreiben. Die Absicht war dabei, für das Pflegepersonal und die Studenten eine kurzgefaßte Übersicht und Wegleitung bei den ersten Kontakten mit den angegebenen Fachgebieten zu erstellen. Dementsprechend wurde versucht, anstelle von einzelnen seltenen „Spezialitäten" die häufigen Probleme herauszulesen und von der praxisbezogenen Seite zu beleuchten und zu illustrieren.

Die Arbeit wurde in 2 Themenkreise unterteilt. Im 1. Teil wird die „klassische" Orthopädie mit Darstellung der häufigsten Krankheitsbilder bzw. deren Therapie und des postoperativen Procedere behandelt. Im 2. Teil wird die Traumatologie des Bewegungsapparats mit spezieller Berücksichtigung der operativen Frakturbehandlung beleuchtet. Wir folgen damit der Klinikeinteilung am Kantonsspital St. Gallen, wo diese beiden Fachgebiete, in Anlehnung an das angelsächsische Vorbild, zusammengefaßt sind.

An dieser Stelle möchte ich meinem Chef, Prof. Bernhard G. Weber, der mich durch sein initiatives Vorbild und seine unermüdliche Unterstützung zu dieser Arbeit motiviert hat und deren Durchführung ermöglichte, danken. Frl. J. Stillhard, die als Sekretärin direkt an der Vervollständigung der Arbeit beteiligt war, danke ich speziell für die stets prompte Erledigung der Schreibarbeiten. Dem Springer-Verlag möchte ich besonders für die freundliche Zusammenarbeit und die perfekte Drucklegung meinen Dank aussprechen.

St. Gallen, Frühling 1982 D. Grob

1 Allgemeine Orthopädie

Die orthopädische Chirurgie befaßt sich mit der Behebung von Deformitäten und Funktionsstörungen des Bewegungsapparats.

1.1 Bewegungsapparat

Funktionen:
Stützfunktion,
Bewegungsfunktion,
Schutzfunktion innerer Organe,
Blutbildung im Knochenmark,
Stoffwechsel- und Depotfunktion.
Der Bewegungsapparat setzt sich aus folgenden Elementen zusammen:
Knochen,
Muskulatur,
Sehnen,
Bänder,
Gelenke.
Als Koordinator wirkt das Nervensystem, das ein geordnetes und sinnvolles Funktionieren ermöglicht.

1.1.1 Knochen

Er ist das Stützorgan und somit der Formgeber des menschlichen Körpers.
Man kennt 3 Arten von Knochenbildung:
Primär angiogene Knochenbildung: Um Kapillaren herum sammeln sich Osteoblasten und bilden Osteoid, das später verkalkt.
Desmale Knochenbildung: Der Knochen bildet sich direkt aus der Vorstufe eines Bindegewebegerüsts (Schädel).
Chondrale Ossifikation: Ein „Modell" aus Knorpel verknöchert nachträglich.
Die Bestandteile des Bewegungsapparats werden vorwiegend nach dem Prinzip der chondralen Ossifikation gebildet (s. Abb. 1).

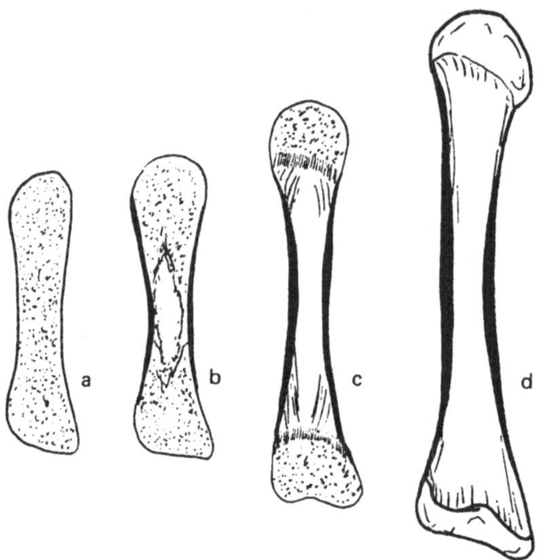

Abb. 1a–d. Entwicklungsstufen des Skelettknochens. Im knorpelig vorgebildeten Modell (**a**) wird zunächst eine Markhöhle angelegt (**b**). Beim Kind sind die Wachstumsfugen noch offen (**c**), bis der Knochen im ausgewachsenen Individuum seine definitive Form erreicht hat (**d**)

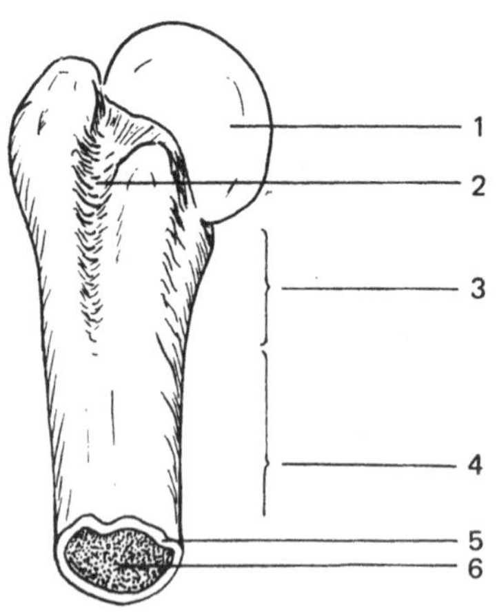

Abb. 2. Knochenanatomie am Beispiel des proximalen Humerus. *1* Oberarmkopf mit Gelenkfläche. *2* Gleitlager für die lange Bizepssehne. *3* Metaphysärer Bereich. *4* Diaphyse. *5* Knochenrinde (Kortikalis). *6* Markhöhle

Knochenaufbau

Durch die röhrenförmige Bauweise wird ein Maximum an Leistung mit einem Minimum an Material erreicht (vgl. Schilfrohr) (Abb. 2). Entsprechend der mechanischen Beanspruchung auf Zug und Druck werden Knochenlamellen als Verstärkung einzelner Abschnitte gebildet (Abb. 3).

Da sich der Knochen in ständigem Umbau befindet, hat er die Fähigkeit, unter Mehrbelastung die Struktur zu verdichten und unter Minderbeanspruchung dünner werden oder ganz verschwinden zu lassen (Roux). Im Verlaufe des Alterungsprozesses stellt sich eine Osteoporose ein, d.h. es tritt eine Rarefizierung des Skeletts auf.

1.1.2 Muskulatur

Die Muskulatur ist verantwortlich für Haltung und Bewegung des menschlichen Körpers.

Entsprechend der unterteilten (segmentalen) Anordnung der Wirbelsäule entwickeln sich auch die Skelettmuskeln segmental. Als

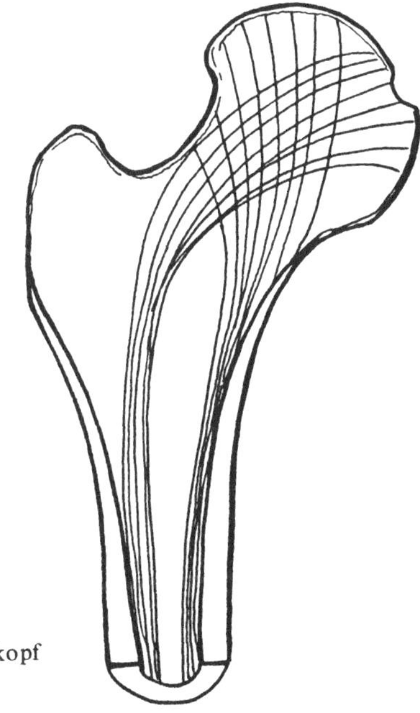

Abb. 3. Knochenlamellen im Femurkopf (aufgeschnitten)

motorische Einheit wird der Nerv, das Nerv-Muskel-Übertragungssystem und die dazugehörige Muskelfaser bezeichnet.

1.1.2.1 Anatomie und Funktion

Ein Muskel setzt sich aus vielen Muskelfasern zusammen, wovon sich jede verkürzen, bzw. verlängern kann.
Den „Befehl" dazu erhält die Muskelfaser via motorische Endplatte von entsprechend zuführenden Nerven. Durch die koordinierte Aktion der einzelnen Fasern wird der Muskel als Ganzes länger oder kürzer und vollzieht so eine Bewegung.
Neben der Skelettmuskulatur, die des Bildes wegen, das sie unter dem Mikroskop zeigt, *quergestreifte* Muskulatur genannt wird, unterscheidet man die *glatte* Muskulatur (Muskeln von Darm, Blase, Gebärmutter usw.) sowie die *Herzmuskulatur*, die eine netzförmige Anordnung aufweist und zusätzlich die Fähigkeit zur Reizleitung besitzt.

1.1.2.2 Reaktionsmöglichkeiten der Muskulatur

Durch wiederholte Belastung gewinnt der Muskel an Kraft durch Verdickung der einzelnen Fasern: Athletenmuskulatur (*Muskelhypertrophie*). Das Gegenteil, die *Muskelatrophie*, findet bei Nichtgebrauch oder bei Ausfall der Innervation statt (z.B. Gipsfixation oder Kinderlähmung). Nach Verletzungen, z.B. am Vorderarm bei Kindern, kann sich der Muskel durch Vernarbung und Sauerstoffmangel irrversibel verkürzen = *Muskelkontraktur.*

1.1.3 Sehnen

Die Sehnen dienen der Übertragung der Muskelkraft auf die Ansatzpunkte an Faszie oder Knochen. Sie bestehen aus parallel angeordneten Fasern und bilden so einen außerordentlich kräftigen Strang. Die Gleitfähigkeit der Sehnen wird durch einen Führungstunnel, die Sehnenscheiden, gewährleistet. Diese werden durch zusätzlich querverlaufende Bänder an besonders belasteten Stellen verstärkt (z.B. der Finger) (Abb. 4).
Durch Knocheneinlagerungen in die Sehnen (= Sesambeine) an geeigneter Stelle bewirkt die Sehne nicht nur eine Kraftübertragung, sondern auch eine Verbesserung des Hebelarms, wie dies am Beispiel des Knies gezeigt werden kann (Abb. 5).

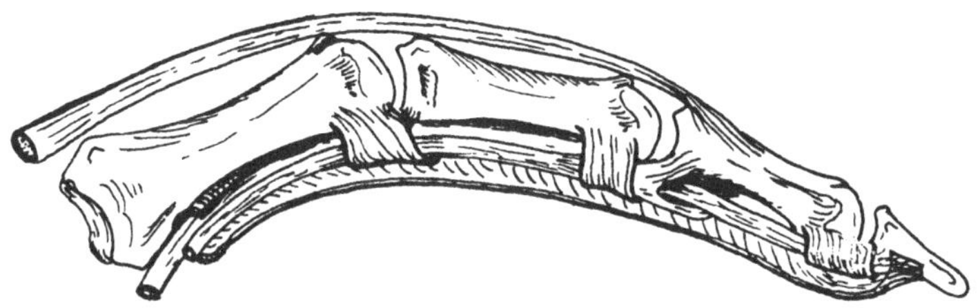

Abb. 4. Sehnenverlauf am Finger. Die Beugesehnen verlaufen in der aufgeklappten Sehnenscheide, die durch Ringbänder verstärkt wird

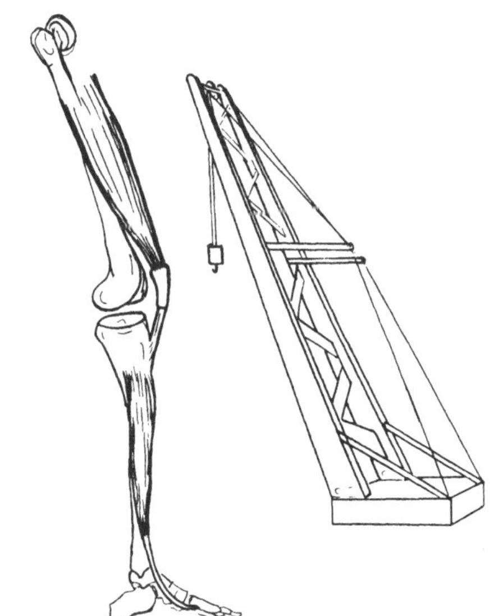

Abb. 5. Statik des Beins

Degenerativ veränderte Sehnen können Kalkeinlagerungen aufweisen (Schulter) oder bei starker Beanspruchung reißen (Achillessehnenriß).

1.1.4 Bänder

Sie sind ähnlich wie die Sehnen aus kräftigen Bindegewebsfasern aufgebaut, haben aber eine plattere Form; s. oberes Sprunggelenk (Abb. 6).

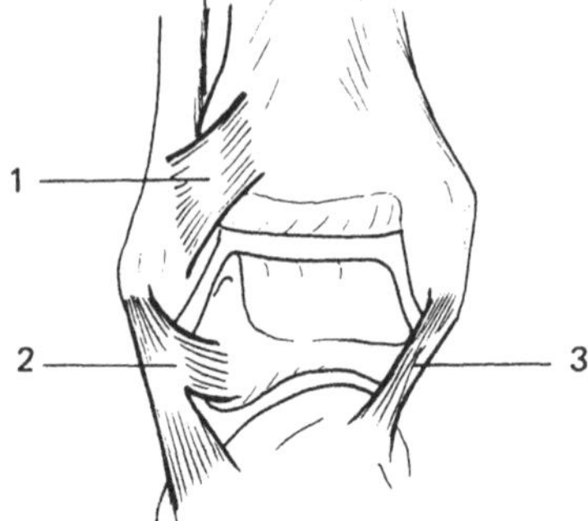

Abb. 6. Bänder am oberen Sprunggelenk. *1* Syndesmose. *2* Fibuläre Bänder. *3* Tibiales Band

Die Bänder kommen im Zusammenhang mit Gelenken vor, die sie in der vorgegebenen Ebene führen. Sie garantieren gleichzeitig eine Gelenkstabilität und verhindern somit weitgehend ein Abrutschen oder Auskugeln.

1.1.5 Gelenke

Sie bilden die bewegliche Verbindung zwischen zwei starren Knochen und sind eine funktionelle Einheit. Die Synovialmembran kleidet die Gelenkkapsel aus und produziert die Gelenkschmiere (Synovialflüssigkeit). Sie ist auf verschiedene Krankheitsprozesse anfällig und weist besonders bei den rheumatischen Gelenkprozessen spezifische Veränderungen auf.
Die Gelenkschmiere, die Synovialflüssigkeit, ermöglicht eine Herabsetzung der Reibung der aufeinander gleitenden Knorpelflächen und bereitet dadurch einen gewissen Schutz der Oberfläche. Der Gelenkknorpel zeigt nur ein beschränktes Regenerationsvermögen. Die vielfältig mechanische Beanspruchung während eines Lebens führt deshalb in höherem Alter an stark belasteten Gelenken zu irreparablen Schäden (Arthrose).
Anatomie eines Gelenks am Beispiel des Knies s. Abb. 7. Nach Form und Funktion werden u.a. die in Abb. 8 dargestellten Gelenke unterschieden.

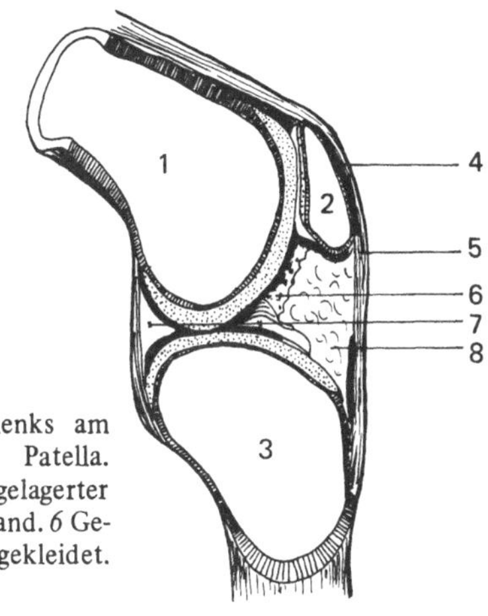

Abb. 7. Anatomie eines Gelenks am Beispiel Knie. *1* Femur. *2* Patella. *3* Tibia. *4* Der Kniescheibe vorgelagerter Schleimbeutel. *5* Kniescheibenband. *6* Gelenkraum, von Schleimhaut ausgekleidet. *7* Meniskus. *8* Fettkörper

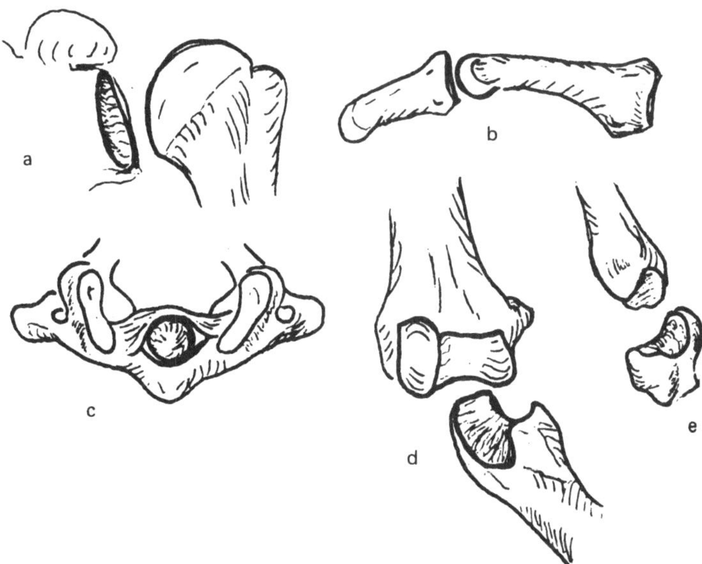

Abb. 8 a–e. Gelenktypen. **a** Kugelgelenk (Schulter). **b** Scharniergelenk (Finger). **c** Zylindergelenk (Atlaswirbel). **d** Rollengelenk (Ellenbogen). **e** Sattelgelenk (Daumenbasis)

1.2 Diagnosestellung in der Orthopädie

Um eine Behandlung sinnvoll planen und durchführen zu können, muß zunächst einmal die Diagnose gestellt werden; d.h. es gilt, die Störung des Bewegungsapparats zu erkennen und zu formulieren. Dies bietet in der Traumatologie selten Schwierigkeiten, kann aber in der Orthopädie gelegentlich aufwendige Untersuchungen benötigen. Gegenstand der Untersuchungen bilden

- Schmerz
- Funktionsstörung des Bewegungsapparats
- Deformierung

1.2.1 Befragung (Anamnese)

Mit der Befragung kann in Erfahrung gebracht werden, ob ein Geburtsgebrechen oder eine erworbene Störung besteht. Durch gezielte Fragen können wertvolle Details für die Diagnose bekannt werden:

Schmerzen: Wo tut es weh? Seit wann? Belastungsunabhängig? Dauernd oder intermittierend? Morgens? Nachts? Klopfend oder ziehend?

Funktionsstörung: Welche Tätigkeit kann nicht mehr ausgeübt werden? Seit wann? Wegen Steifigkeit? Oder Schmerzen?

Deformierung: Seit wann? Plötzlich oder allmählich? Zunehmend?

Beurteilung der sozialen Situation mit Berücksichtigung der Psyche, familiäre Verhältnisse, Arbeit usw.

1.2.2 Beobachtung

Während der Patient geht oder sich auszieht, können weitere Informationen erhalten werden:

Schmerz: Grimassierung bei einzelnen Bewegungen, Schmerzhemmung.

Funktionsstörung: Schonhaltung, Steifhaltung, Hinken, Gelenkinstabilität.

Deformierung: Lokalisation? Schwellung, Farbe, Blutung, Muskelschwund?

1.2.3 Untersuchung

Die manuelle Untersuchung (Palpation) erfordert Erfahrung und Geschick des Arztes. Die daraus gewonnenen subjektiven Eindrükke werden ergänzt durch objektive Messungen der Gelenkbeweglichkeit, Länge- und Umfangmaße.

Schmerz: Prüfung der Druck-, Zug- oder Bewegungsschmerzhaftigkeit.

Funktionsstörung: Prüfung des Bewegungsumfangs eines Gelenks, Muskelkraft, Zirkulation usw.

Deformierung: Palpation einer Schwellung, Überwärmung oder Konsistenzveränderung.

Dieser klinischen Untersuchung stehen verschiedene technische Hilfsmittel zur Verfügung.

1.2.4 Röntgenaufnahme

Sie funktioniert ähnlich wie die Photographie, aber anstelle von Licht werden Röntgenstrahlen auf einen Film ausgesandt. Befindet sich ein strahlenundurchlässiger Körper zwischen Film und Kamera so wie Knochen, wird dieser ähnlich einem Schattenbild sichtbar. Um ein plastisches Bild von einem Knochen zu erhalten, werden immer Bilder in 2 Ebenen angefertigt, also im seitlichen Strahlengang und von vorne nach hinten. Die Röntgentechnik ist heute in der Orthopädie und der Knochentraumatologie das gebräuchlichste Hilfsmittel. Gelegentlich sind Spezialverfahren notwendig:

Schichtaufnahmen (Tomographie): Der Knochen wird dabei gezielt in einzeln dargestellte Ebenen „geschnitten". Damit können Veränderungen gezeigt werden, die in der Übersichtsaufnahme nicht zu erkennen waren.

Kontrastmittelröntgen: Durch Einbringen einer strahlenundurchlässigen Flüssigkeit in Hohlräume des Körpers (z.B. Gelenke) können auch Weichteile in ihren Umrissen dargestellt werden.

1.2.5 Szintigraphie

Durch Anreicherung einer radioaktiv markierten Substanz in einem Organ kann z.B. die vermehrte Aktivität des Stoffwechsels, wie sie in Tumoren oder Entzündungen vorkommen, aufgezeigt werden.

Für den Knochen werden dazu die radioaktiven Elemente Technetium (Tn 99) oder Gallium (Ga 70) verwendet.

1.2.6 Elektromyographie

Mit dieser Untersuchung, die in der Neurologie durchgeführt wird, kann über den Funktionszustand eines Nerven Auskunft geben, indem auf elektrischem Weg die Leitungsgeschwindigkeit einzelner Nervenabschnitte geprüft wird. Dadurch kann z.B. festgestellt werden, ob eine Dysfunktion eines Muskels von diesem selbst oder von dem ihn innervierenden Nerven herrührt.

1.2.7 Arthroskopie

Durch eine spezielle Optik können krankhafte Prozesse in Gelenken (z.B. Knie) direkt gesehen werden.

1.2.8 Computertomographie

Ein neues Verfahren, in dem ähnlich wie bei der Röntgentomographie Schichtaufnahmen bestimmter Organe angefertigt werden können. Mit dieser Methode können z.B. raumverdrängende Prozesse (Tumoren) dargestellt werden.

1.3 Therapiemöglichkeiten in der Orthopädie

Entsprechend den früher besprochenen Symptomen richtet sich die Zielsetzung:

bei Schmerz	auf Schmerzlinderung,
bei Funktionsstörung	auf Behebung oder Verbesserung der Funktion,
bei Deformierung	auf Behebung der Deformierung.

Zur Erreichung dieses Ziels stehen meistens mehrere Möglichkeiten zur Verfügung. Der einzuschlagende Weg hängt immer vom Patienten ab und wird durch Alter, Geschlecht, Stärke der Schmerzen, sozialer Situation usw. beeinflußt. Grundsätzlich unterscheidet man zwischen konservativer und operativer Therapie, wobei sich folgende Möglichkeiten anbieten:

1.3.1 Konservative Therapie

1.3.1.1 Medikamentöse Therapie

Sie wird in der Orthopädie mit wenigen Ausnahmen nur unterstützend angewendet, da verständlicherweise Krankheiten des Bewegungsapparats durch Tabletten nicht geheilt, sondern allenfalls nur gelindert werden können. Verwendet werden hauptsächlich folgende Substanzgruppen:
Analgetika – Schmerzmittel,
Kortikosteroide – wirken entzündungshemmend,
Antibiotika – antiinfektiös.

1.3.1.2 Orthopädische Behelfe

Sie werden i. allg. zur Ruhigstellung verwendet. Diese dienen zur Heilung von Entzündungen oder zur Linderung von Schmerzen, die durch Bewegungen verursacht werden. Eine relative Ruhigstellung wird durch Schlingen, z.B. am Arm erreicht. Im Bett können zu diesem Zwecke Schienen verwendet werden. Geeignet sind dabei vor allem in der Frakturbehandlung verwendete Extensionen (Aufhängungen). Dabei werden an Kabeln aufgehängte Gewichte mittels Pflaster oder durch den Knochen getriebene Nägel am Bein fixiert (s. Kap. 3).

Gips: Gips ist eine Kalkverbindung, die nach Kontakt mit Wasser austrocknet und hart wird. Trotz verschiedener neuer Produkte aus Kunststoff, die u.a. den Vorteil eines geringeren Eigengewichts haben, hat sich der Gips wegen seiner einfachen Handhabung und Wirtschaftlichkeit bewährt. Die Indikation für einen Gips bilden die Ruhigstellung sowie das Fixieren einer reponierten Knochenstellung. Die 2 Hauptformen einer Gipsapplikation sind der zirkuläre Gips und die Gipsschiene, bzw. der gespaltene Gips. Letztere werden gewählt, wenn nur eine kurzfristige Ruhigstellung erwünscht ist oder zur Verhinderung der Gelenksteife, wenn die Schiene zwischendurch abgenommen werden soll. Der zirkuläre Gips erlaubt dagegen eine bessere Ruhigstellung, besonders in Gelenksnähe. Bei dieser Anwendungsart muß sorgfältig auf Druck- und Zirkulationsschäden geachtet werden (Abb. 9).

Technik: Das Anlegen eines Gipses beginnt mit der Polsterung, die einerseits die empfindliche Haut schützen soll, andererseits die er-

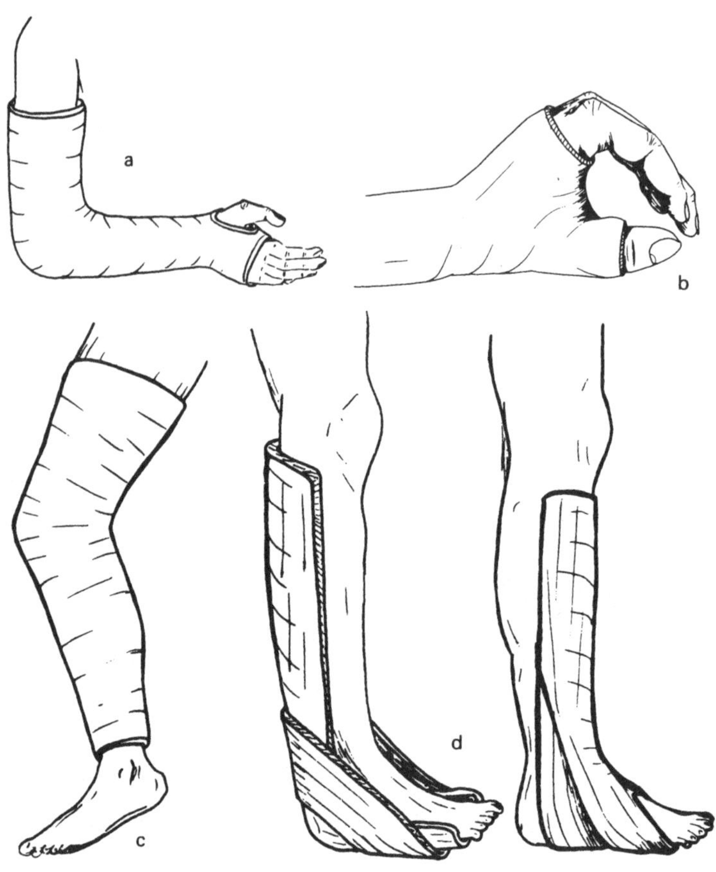

Abb. 9. a Zirkulärer Oberarmgips. **b** Navikularegips. **c** Oberschenkelgipshülse. **d** Unterschenkelgipsschienen

wähnten Druckstellen vermeiden hilft. Besonders beachtet werden müssen die Körperstellen, an denen die Haut direkt am Knochen anliegt (große Gelenke). Als Materialien werden gewöhnlich Filz, Kunststoffwatte oder Schaumgummi verwendet. Im Handel sind verschiedene Gipsprodukte erhältlich. Im Prinzip sind es Gazebinden bzw. Longuetten, die mit dem pulverförmigen Gips durchsetzt sind. Diese werden zuerst ins Wasser getaucht und anschließend schichtweise dem Körper anmodelliert.

1.3.1.3 Orthopädische Apparate (Orthesen und Prothesen)

Diese technisch und arbeitsmäßig oft anspruchsvollen Anfertigungen werden im Gegensatz zum Gips, der in der Regel vom Arzt angefertigt wird, in der orthopädischen Werkstatt hergestellt. Zwei Berufsrichtungen beschäftigen sich damit.

Der Bandagist(in): Er verarbeitet die weichen Materialien, kleidet also z.B. Prothesen mit Leder aus, versieht die Lendenmieder mit der nötigen Polsterung usw.

Der Orthopädist: Er konstruiert die Orthese oder Prothese aus dem Grundmaterial. Außer Holz und Metall werden noch verschiedene Kunststoffarten verwendet, die gut formbar sind und ein geringes Eigengewicht aufweisen.
Während die Prothesen zur Substitution von fehlenden Gliedern gedacht sind, dienen die Apparate (Orthesen) vorwiegend zur Kompensation von Lähmungen oder Muskelschwächen.

Prothesen: Es wird zwischen reinen Schmuckprothesen mit vorwiegend psychologischer und sozialer Wirkung und funktionellen Prothesen unterschieden. Letztere sind meist beweglich und sind in der Lage, teilweise die Funktion des fehlenden Glieds zu übernehmen (Abb. 10). Besondere Probleme stellen sich dabei immer bei der Haftung der Prothese am Stumpf. Bei der Amputation ist daher stets auf einwandfreie Hautverhältnisse zu achten. Sie sind ebenso wichtig wie eine geeignete Amputationshöhe. Unpraktische und schmerzende Prothesen werden erfahrungsgemäß nicht getragen (Abb. 11).

Orthesen: Sie ergänzen ausgefallene Teilfunktionen oder verhindern Fehlstellungen. So vermag ein Lendenmieder eine schwache Rumpfmuskulatur zu unterstützen oder eine Fußheberschiene eine Spitzfußdeformität zu verhindern (Abb. 12, 13).

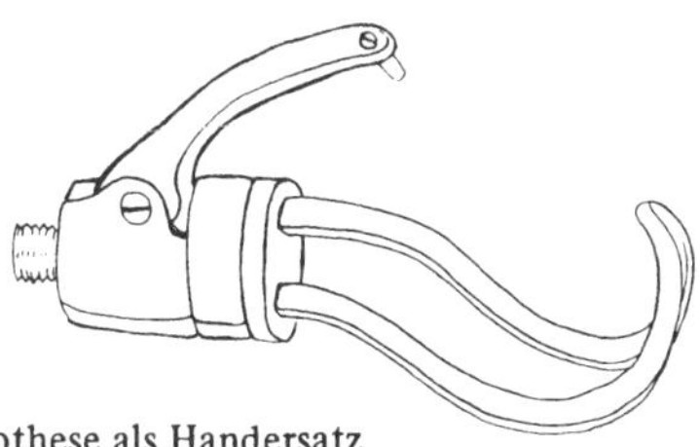

Abb. 10. Rein funktionelle Hakenprothese als Handersatz

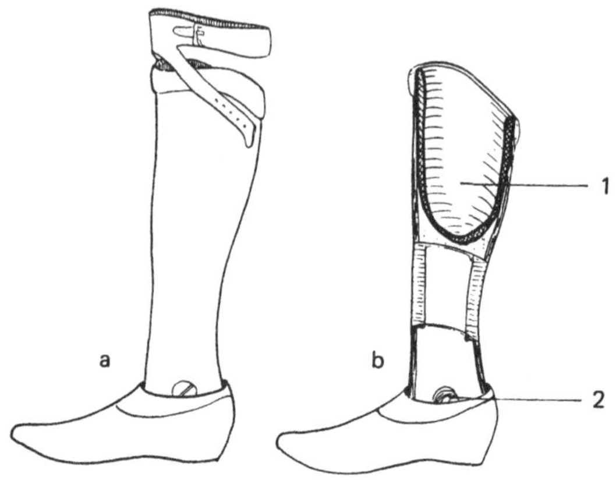

Abb. 11. Außenansicht (**a**) und Querschnitt (**b**) einer Unterschenkelprothese. *1* Herausnehmbare Stumpfhülle. *2* Abgefedertes Scharniergelenk

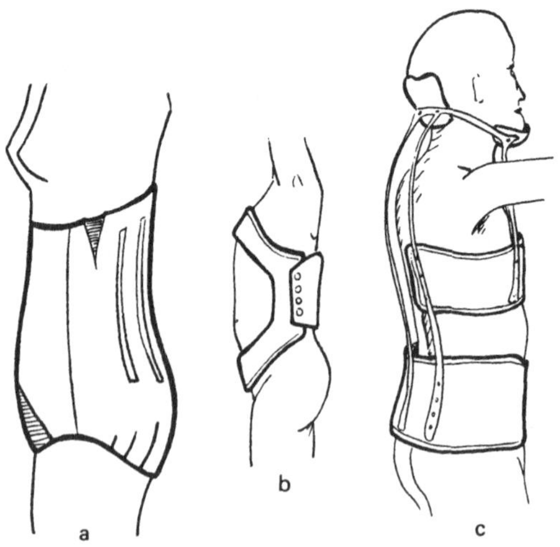

Abb. 12. a Stoffmieder. **b** Pelottenmieder. c Milwaukee-Korsett

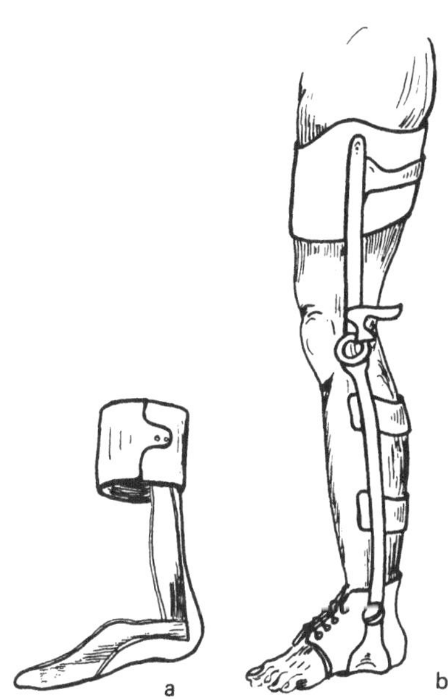

Abb. 13. Lähmungsorthesen. **a** Fußheberschiene. **b** Gehapparat

1.3.2 Physiotherapie

Sie dient der Wiedererlangung bzw. der Beibehaltung der Gelenkbeweglichkeit und Muskelkraft, z.B. nach Unfällen oder operativen Eingriffen. In einzelnen Fällen werden physikalische Mittel wie Wärme, Wasser, elektrische Ströme usw. verwendet. Die Ergotherapie, ein Zweig der Physiotherapie, befaßt sich vor allem mit der Rehabilitation, indem bestimmte zweckgebundene Bewegungsabläufe speziell eingeübt werden.

Die Durchführung der Gelenkbeweglichkeit sowie der Stärkung der Muskulatur wird durch die *aktive Mobilisation* erreicht. Der Patient bewegt dabei die operierten Gliedmaßen unter Anleitung der Physiotherapeutin (isotonisches Training). Im Gegensatz dazu wird die *isometrische* Muskelübung bei fixierten Gelenken, z.B. im Gips, durchgeführt. Der Muskel wird dabei während einiger Sekunden maximal angespannt ohne seine Länge zu verändern. Auf diese Weise kann z.B. auch bei immobilisiertem Knie der Oberschenkelmuskel weiter geübt und eine zu starke Atrophie verhindert werden. *Passive Mobilisation* bei der nur die Physiotherapeutin die Bewegung durchführt, ist vor allem bei bewußtlosen Patienten eine weitere Möglichkeit, die Gelenksbeweglichkeit zu erhalten. In der postoperativen Phase tritt die Bewegungstherapie etwas in den Hintergrund. In diesem Abschnitt sowie bei länger bettlägerigen, älteren Patienten, konzentriert sich die Physiotherapie auf Atem- und Stoffwechselgymnastik, durch die Pneumonien und Thrombosen wirksam verhindert werden können. Später, bei der Mobilisation des Patienten, hat die Therapeutin die Aufgabe, den Genesenden mit den entsprechenden Hilfsmitteln (Eulenburgwagen, Stöcke) das Gehen beizubringen.

Gebräuchliche Hilfsmittel in der Physiotherapie sind:
Bäder (Gehbad),
Kurzwellen,
Ultraschall,
Jontophorese,
Fango,
Extension.

1.3.3 Operative Therapie

Ziel:
Befreiung von Schmerzen,
Verbesserung der Funktion,
Vorbeugung oder Korrektur von Deformitäten.

Die Indikationsstellung geht jeder operativen Therapie voraus. Ihr muß ganz besondere Aufmerksamkeit geschenkt werden. Sie ist oft schwieriger als die Operation selbst. Die Indikation gibt Antwort auf die Fragen:
Wo, wann, welche Operation?

Die Voraussetzung zur Durchführung sämtlicher orthopädischer Eingriffe ist die Kenntnis der Biomechanik des Bewegungsappats.

Die *Biomechanik:* Wir verstehen darunter die Lehre der Wirkung der mechanischen Kräfte auf Knochen oder Gelenke.

Zur Illustration die Skizze nach Culmann, die die Bewegungsverhältnisse des Hüftgelenkes veranschaulicht: Es ist daraus ersichtlich, daß auf den Schenkelkopf nicht die Kraft entsprechend des einfachen Körpergewichts wirkt, sondern dem Hebelgesetz folgend, eine Kraft, die 4mal der Größe des Körpergewichts, minus Gewicht des

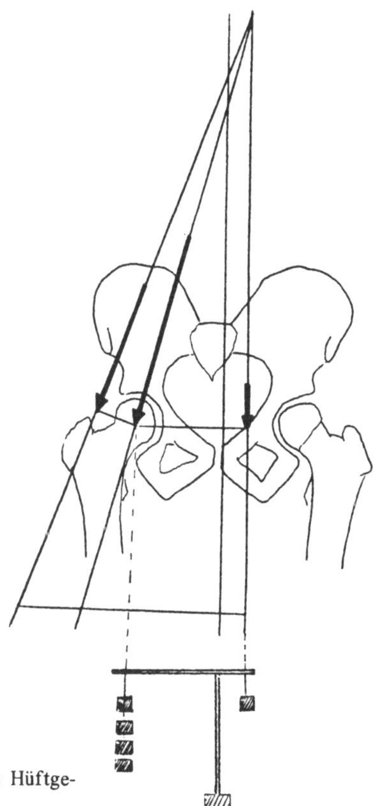

Abb. 14. Kräftebeanspruchung des Hüftgelenks im Einbeinstand

Standbeins, gleichzusetzen ist. Bei einem 70 kg schweren Mann sind das ca. 250 kg. Bedenkt man, daß diese Belastung des Hüftgelenks bei jedem Schritt stattfindet, während des Lebens also mehrere Millionen Male, wird verständlich, welcher ungeheuren Beanspruchung die Gelenke während eines Lebens ausgesetzt werden (Abb. 14).

1.3.3.1 Allgemeine Richtlinien zur operativen Therapie

1. Die Indikationsstellung, d.h. Art, Zeitpunkt sowie Ort der Operation muß bestimmt werden. Der Patient sollte dabei über die

Operation und die Nachbehandlung soweit als möglich informiert werden.

2. Präoperative Abklärung mit ergänzenden Untersuchungen und allgemeiner Beurteilung des Allgemeingesundheitszustandes.

3. Durchführung der Operation unter geeigneten Bedingungen mit entsprechenden Operationsmöglichkeiten und postoperativer Pflege.

4. Erste intensive postoperative Überwachung mit Kontrolle der folgenden Parameter: Blutdruck, Puls, Temperautr, Atmung, Blutung aus der Wunde, Ausscheidung, Schmerzen. Bei Besonderheiten Benachrichtigung des verantwortlichen Arztes (Assistent, Operateur, Anästhesist).

5. Nach 24–48 h Entfernung der Saugdrainagen. Sie verhindern bei einer Nachblutung einen Erguß durch direkte Ableitung des Blutes aus der Wunde, werden aber nach einiger Zeit, wie jeder Fremdkörper, eine mögliche Infektionsquelle.

6. Gewöhnlich am 4. postoperativen Tag erster Verbandwechsel und Beurteilung der Wunde, am besten durch den Operateur selbst. Er schließt ein Hämatom, Wundrandnekrose, Infekt oder eine Dehiszenz der Wunde aus.

7. Fadenentfernung am 10.–12. postoperativen Tag, dann gewöhnlich Entlassung des Patienten, nachdem das weitere Vorgehen mit dem Patienten besprochen wurde: Was darf er bewegen und was nicht? Wie soll er belasten? Wann muß er zur Kontrolle kommen, wann zum Hausarzt? Möglichst Bestimmung der Dauer der Gipsfixation oder die Durchführung einer Physiotherapie.

Nur ein gut informierter und motivierter Patient wird unsere Anweisungen auch korrekt befolgen.

Im folgenden werden einige häufig durchgeführte Operationen und deren Prinzipien genannt (Fixationsmethoden s. Kap. 3).

1.3.3.2 Osteotomie

Durchtrennung eines Knochens zur Behebung einer Fehlstellung und damit Verbesserung der Funktion. Intertrochantere Osteotomie (IO) (Abb. 15).

1.3.3.3 Gelenkversteifung

Wird meist bei jüngeren Patienten mit irreparabler Gelenkschädigung durchgeführt. Besonderes Augenmerk ist auf die benachbar-

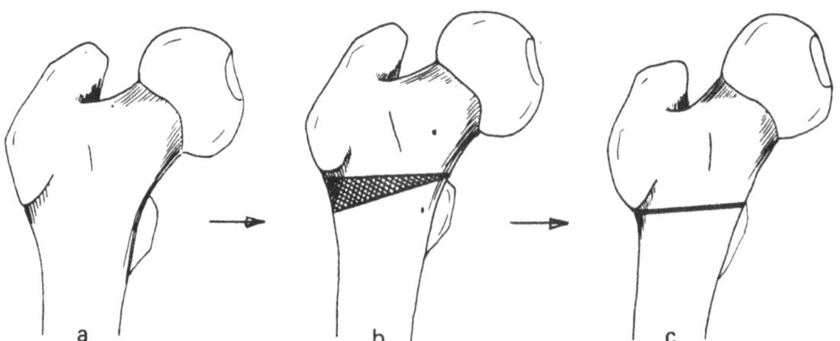

Abb. 15 a–c. Valgisationsosteotomie intertrochanter. **a** Ausgangslage. **b** Keilentnahme intertrochanter. **c** Valgisierter (aufgerichteter) Schenkelhals

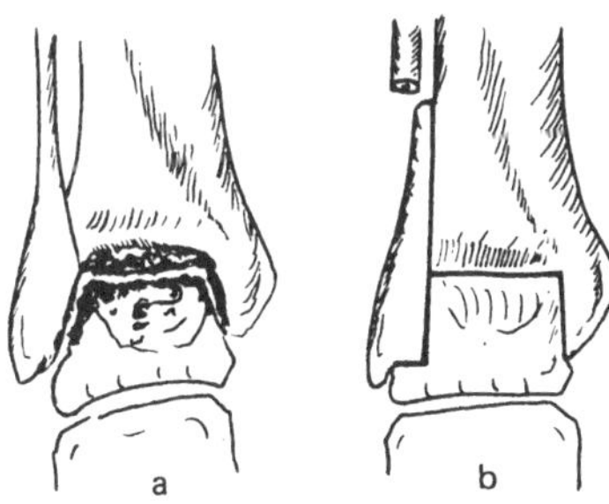

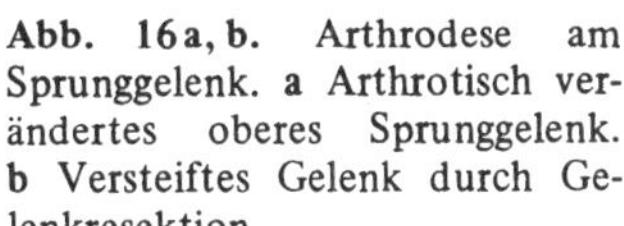

Abb. 16 a, b. Arthrodese am Sprunggelenk. **a** Arthrotisch verändertes oberes Sprunggelenk. **b** Versteiftes Gelenk durch Gelenkresektion

ten Gelenke zu richten, die die Funktion des versteiften Gelenks zu übernehmen haben (Abb. 16–18).

1.3.3.4 Gelenkersatz

Die natürlichen Gelenkanteile werden dabei entfernt und durch künstliche, mechanische Äquivalente ersetzt. Da auch moderne Produkte nur eine beschränkte Lebensdauer haben, werden sie vorwiegend bei älteren Patienten verwendet. Am häufigsten ist der Ersatz des Hüftgelenks. Dies ist wegen der starken Abnützung und der günstigen anatomischen Form besonders geeignet.

Auch in andere Gelenke werden Prothesen eingesetzt: Knie, Handgelenk, Finger und Zehen (Abb. 19, 20); seltener: Schulter, Ellenbogen, oberes Sprunggelenk.

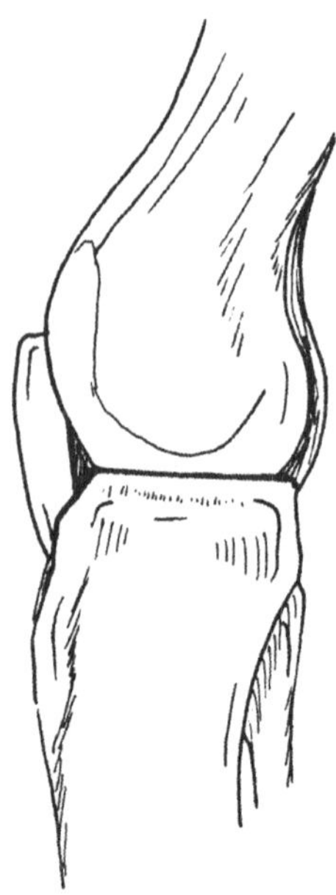

Abb. 17. Kniearthrodese

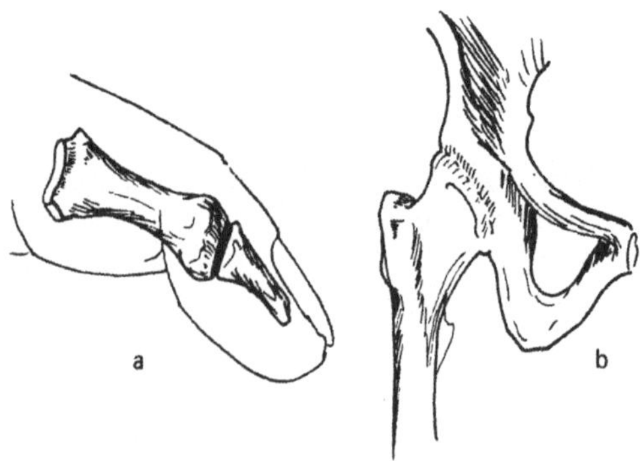

Abb. 18. a Arthrodese des Fingerendglieds. **b** Arthrodese des Hüftgelenks

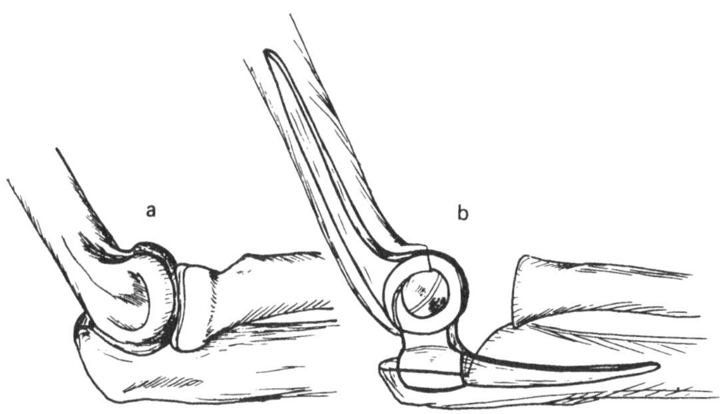

Abb. 19. Ellenbogengelenkprothese. **a** Normaler Ellenbogen. **b** Liegende Prothese (GSB-Modell) nach Resektion der Gelenkflächen

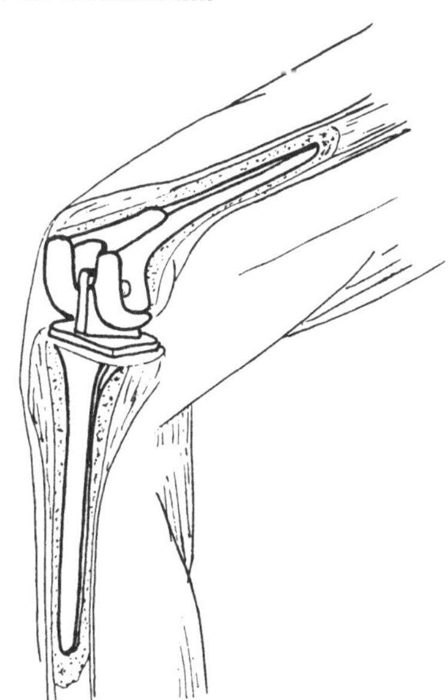

Abb. 20. Kniegelenkprothese (GSB-Modell)

Von jedem Gelenk existieren mehrere Modelle, die je für sich verschiedene Vorteile in Anspruch nehmen können. Das Grundprinzip aller Prothesen ist jedoch, die natürliche Gelenkfunktion nachzuahmen (Abb. 21, 22).

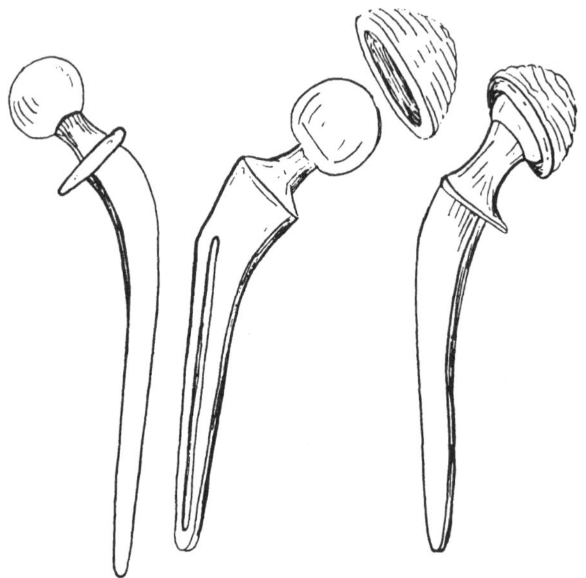

Abb. 21. Hüftgelenkprothesen

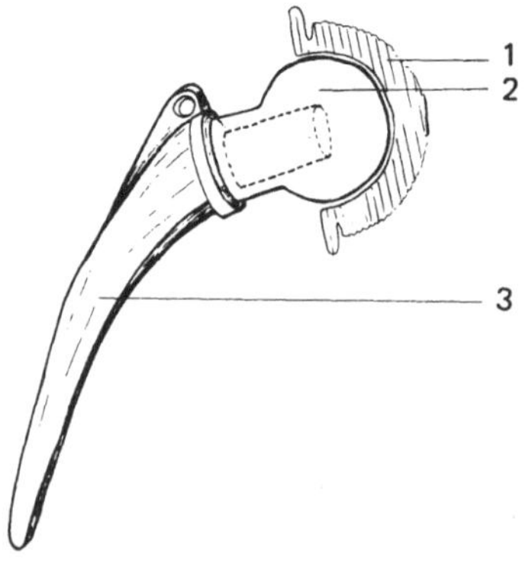

Abb. 22. Hüftgelenkprothese nach Weber. *1* Polyäthylengelenkpfanne. *2* Gelenkkopf aus Metall oder Keramik (auswechselbar). *3* Gelenkschaft, auswechselbar. Durch verschiedene Größen der einzelnen Komponenten beliebige Kombinationsmöglichkeiten (Baukastenprinzip)

Durch die unerhörte mechanische Beanspruchung der einzelnen Teile ist leider trotz technischer Perfektionierung eine Lockerung oder gar ein Materialbruch nicht völlig ausgeschlossen. Dies zeigt sich durch Schmerzen, die der Patient beim Bewegen verspürt und zwingen zu einem Prothesenwechsel. Dies ist stets ein größerer Eingriff, wobei die lockeren Teile entfernt werden und eine neue Gelenkprothese einzementiert wird.

Technik (Abb. 23 a–d): Es wird zunächst die Pfanne eingesetzt. Dazu wird durch einen lateralen Zugang (Abb. 23a) der Schenkelhals und die Pfanne anatomisch dargestellt. Nach der Resektion des Kopfs mit der oszillierenden Säge (Abb. 23b), werden mit einer Kugelfräse die restlichen Knorpelanteile aus der Pfanne entfernt (Abb. 23c). Ist die harte Knochenschicht erreicht, setzt man mit dem Bohrer ca. 1 cm tiefe Löcher und erreicht damit eine Vergrößerung der Oberfläche und somit eine bessere Haftung des Zements. Dieser wird nun halbflüssig in die halbkugelförmige Knochenhöhle gegeben. Noch bevor der Zement ausgehärtet ist, wird die Kunststoffpfanne in korrekter Stellung eingepreßt (Abb. 23d).

Einsetzen der Femurkomponente (Abb. 24): Zuerst Resektion des Femurs knapp oberhalb der Verbindungslinie großer – kleiner Trochanter. Aushöhlung des Markraums und ausgiebige Spülung, damit der wieder halbflüssige Zement ein festes und sauberes Haftlager

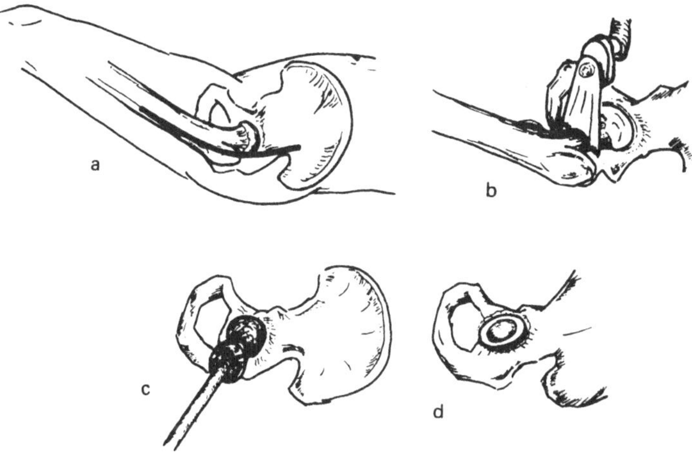

Abb. 23a–d. Hüftprothese. Einsetzen der Pfanne (Erläuterungen siehe Text)

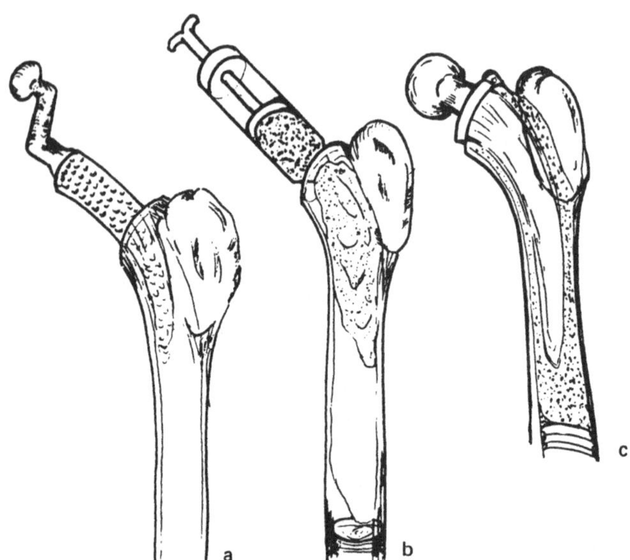

Abb. 24a–c. Hüftprothese. Einsetzen der Femurkomponente (Erläuterungen siehe Text)

bekommt (Abb. 24a). Um den Zementdruck gleichmäßig auf die Knochenwände verteilen zu können, wird der Markraum nach distal mit einer Zementsperre abgeblockt. Das Einfüllen des Zements geschieht mit einer speziell dafür konstruierten Spritze (Abb. 24b). Bei noch weicher Zementmasse wird dann die Femurkomponente der Prothese in korrekter Stellung eingesetzt (Abb. 24 c). Nach Aufsetzen des passenden Kopfs aus Keramik oder Metall wird er in die Pfanne reponiert und die Wunde anatomisch verschlossen (Abb. 25).

1.3.3.5 Synovektomie

Bei rheumatisch veränderten Gelenken kann die entzündliche Synovalis (Gelenkschleimhaut) in minutiöser Kleinarbeit reseziert werden. Diese im Frühstadium durchgeführte Entfernung der schmerzhaften Ursache der Arthritis bringt die Krankheit oft zum Stillstand.

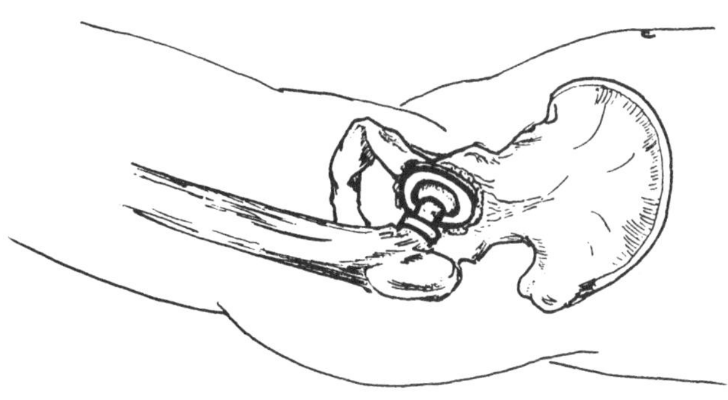

Abb. 25. Hüftprothese in situ

1.3.3.6 Arthroplastik

Eine Operation, die bei arthritisch veränderten Gelenken durchgeführt werden kann. Hier wird im Spätstadium der Erkrankung, wenn die Gelenkskonturen irreversibel durch die Krankheit zerstört wurden, das Gelenk möglichst anatomisch und funktionell rekonstruiert, meist unter Zuhilfenahme von Faszie und Muskel, um ein erneutes Versteifen der Knochen zu verhindern (Abb. 26).

1.3.3.7 Sehnenoperationen

Nicht nur Knochen, sondern auch die Weichteile werden in der operativen Therapie zur Erreichung der Schmerzfreiheit, Verbesserung der Funktion und Verminderung der Bewegungseinschränkung herangezogen.
Sehnenplastik: = operativer Ersatz einer zerstörten Sehne, oft an Fingern und am Fuß verwendet. Durch Verlagerung der Sehnenansatzstellen wird es möglich, eine Fehlstellung oder ausgefallene Funktion aktiv zu korrigieren (u.a. bei Kinderlähmung), indem ein benachbarter Muskel und eine Sehne diese übernimmt (Abb. 27).

1.3.3.8 Spondylodese

Knöcherne Versteifung eines oder mehrerer Wirbel gegeneinander. Entsprechend den möglichen Zugängen unterscheidet man zwi-

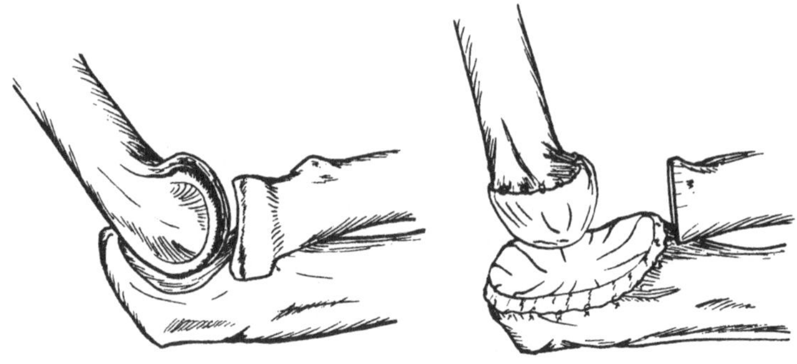

Abb. 26a, b. Ellenbogengelenkarthroplastik. Nach Resektion der Gelenkflächen (**a**) werden die Stumpfenden mit Faszie überzogen (**b**)

schen transabdominaler oder transthorakaler Spondylodese, sofern es sich um Eingriffe von vorn handelt. Einfacher ist der Zugang von hinten: dorsale Spondylodese (s. 2.6.1)

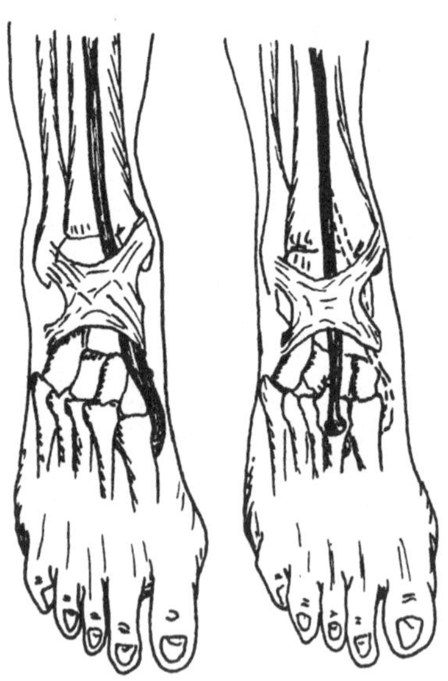

Abb. 27. Sehnenverlagerung. Durch Versetzen der Sehnenansatzstelle kann der gelähmte Fuß wieder angehoben werden

2 Spezielle Orthopädie

Es ist unmöglich, im Rahmen dieser Arbeit sämtliche Krankheitsbilder der Orthopädie zu besprechen. Es sollten deshalb die wichtigsten und häufigsten Krankheiten und ihre Therapie besprochen werden.

2.1 Angeborene Störungen des Bewegungsapparats

2.1.1 **Osteogenesis imperfecta** (= Glasknochenkrankheit)

Sie zeichnet sich durch eine außerordentliche Knochenbrüchigkeit aus, 20 und mehr Spontanfrakturen sind dabei keine Ausnahme.
Im Röntgenbild erscheinen die Knochen glasartig und durchsichtig. Die durch die Brüche hervorgerufenen Verkrümmungen und Wachstumsstörungen sind von den durch die Entwicklungsstörung der einzelnen Knochenabschnitten hervorgerufenen verschiedenartigen Zwergwüchsen zu unterscheiden.

2.1.2 Zwergwuchs

Als *zwergwüchsig* wird ein erwachsener Mensch von weniger als 150 cm bezeichnet. Die Ursachen zu vermindertem Wachstum sind vielfältig. Die Störung liegt in der Entwicklung der Wachstumszone der Knochen, im Metaphysärbereich oder in einer Fehlentwicklung des Stoffwechselsystems.

2.1.3 Dysmeliesyndrom

Ein Syndrom mit vielgestaltigem Erscheinungsbild ist das *Dysmeliesyndrom*. Man reiht darunter sämtliche Extremitätenmißbildungen, vom völligen Fehlen eines Gliedes (Amelie) bis zur banalen Fingerfehlentwicklung.

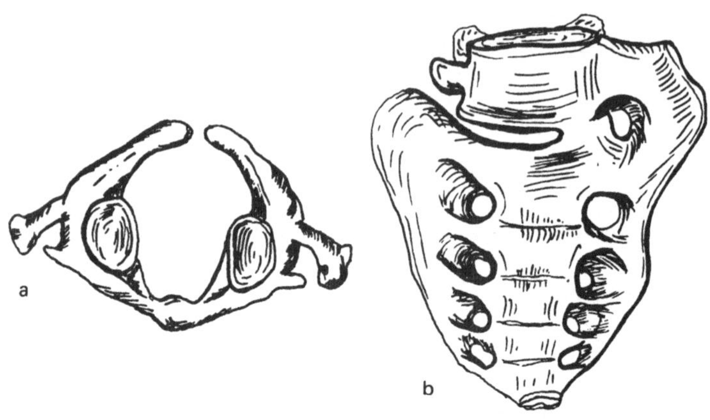

Abb. 28a, b. Mißbildungen der Wirbelsäule. **a** Unvollständiger Bogenverschluß. **b** Einseitige Sakralisation

2.1.4 Wirbelsäulenmißbildungen

Bedeutend sind die *Mißbildungen im Bereich der Wirbelsäule.* Blockwirbel, Keilwirbel und Übergangswirbel sind davon nur einige Beispiele (Abb. 28).
Die Skolioseformen und das Wirbelgleiten werden im Kap. der Wirbelsäule besprochen.

2.1.5 Angeborene Hüftdysplasie

Die wichtigste und bedeutsamste Gelenkfehlbildung ist *die angeborene Hüftdysplasie.*
Durch eine mangelhafte Ausbildung der Hüftgelenkspfanne findet der Femurkopf in der Pfanne zu wenig Halt und rutscht aus dem Gelenk nach oben. Durch diese Fehlstellung bildet sich ein funktionell minderwertiges „Nebengelenk" im Bereich der Beckenschaufel (Abb. 29).
Die Ursache ist z.T. in der Erbanlage zu suchen. Daneben spielen aber mechanische Faktoren mit, außerdem scheinen auch völkisch-rassische Faktoren mitzuwirken.
Mädchen werden 4–6mal häufiger betroffen. Ein oder beidseitig vorkommend wird die linke Seite bevorzugt. Die Früherkennung

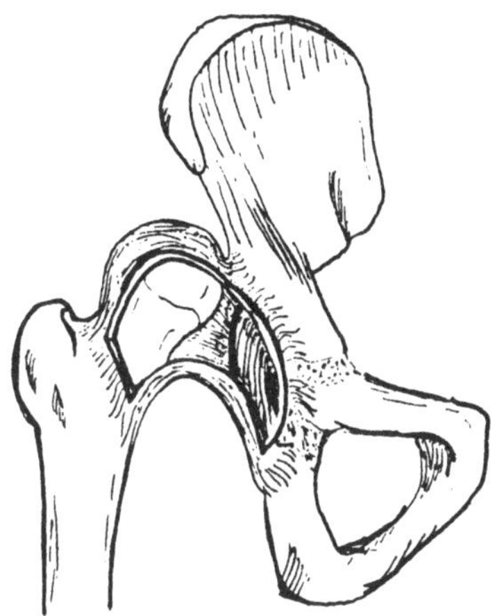

Abb. 29. Angeborene Hüftgelenkverrenkung. Der Kopf liegt nicht in der Pfanne; die Gelenkkapsel ist ausgeweitet

spielt hier eine ganz wesentliche Rolle, da bei rechtzeitigem Therapiebeginn oft eine normale Hüftentwicklung noch eingeleitet werden kann. Wird jedoch die Diagnose erst mit dem Gehbeginn oder noch später gestellt, sind die Möglichkeiten für ein funktionell vollwertiges Hüftgelenk gering. Solche Patienten tragen durch die lebenslange Gehbehinderung ein schweres Schicksal, das hätte vermieden werden können.

2.1.5.1 Symptome

Kurz hier deshalb die Symptome einer angeborenen Hüftluxation beim Säugling:
Beinlängendifferenz,
asymmetrische Gesäßfalten,
asymmetrische Hautfalten,
Einschränkung der Abspreizung,
positives Ortolani-Zeichen (= Schnappen der luxierten Hüfte bei Repositionsmanöver).
Wird eines oder mehrere dieser Zeichen beobachtet, muß das Kind unbedingt von einem Facharzt untersucht werden, der die Diagnose mit dem Röntgenbild bestätigen und die entsprechende Therapie einleiten kann.

2.1.5.2 Therapie

Die Wahl der Therapiemethode richtet sich nach dem Alter des Patienten und nach der Lage des Femurkopfes. Das Ziel jeder Therapie muß die frühzeitige Normaleinstellung des Hüftkopfs in die Pfanne sein. Besteht keine eigentliche Dislokation des Hüftkopfs, sondern nur eine Tendenz zur mangelhaften Entwicklung der Pfanne, genügt oft breites Wickeln des Säuglings. Durch die Abspreizstellung der Beine wird der Kopf in der Pfanne zentriert gehalten, wodurch ein vermehrter Wachstumsreiz entsteht und sich eine normale Hüfte entwickeln kann. Besteht zudem eine Subluxationstendenz des Hüftkopfs, wird anstelle des breiten Wickelns die Spreizhose angelegt. In schwereren Fällen kann auch die Van-Rosen-Schale (Abb. 30) zur Anwendung kommen. Die Aufrechterhaltung dieser Abspreizstellung hat in jedem Fall 3 Monate zu dauern. Eine nachfolgende Röntgenkontrolle gibt über den erreichten Fortschritt Auskunft.

Wenn bei älteren Kindern, bei denen die Diagnose verpaßt wurde, eine Dislokation des Kopfs besteht, wird die Abspreizextension angewendet. Sie besteht aus 3 Phasen (Abb. 31):

1. Durch Längszug den hochstehenden Kopf auf Pfannenhöhe bringen
2. Durch Abspreizen die Reposition in die Pfanne ermöglichen
3. Durch Aufrechterhaltung dieser Stellung Förderung des Wachstumsreizes der Pfanne einerseits und des Kopfs andererseits, so daß sich eine möglichst normale Hüfte entwickeln kann.

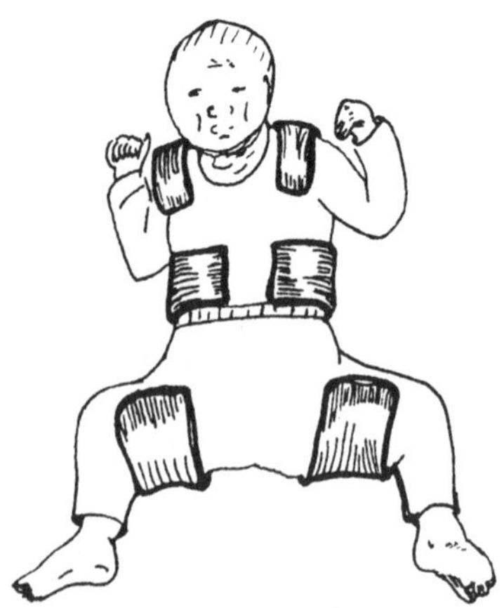

Abb. 30. Van-Rosen-Liegeschale

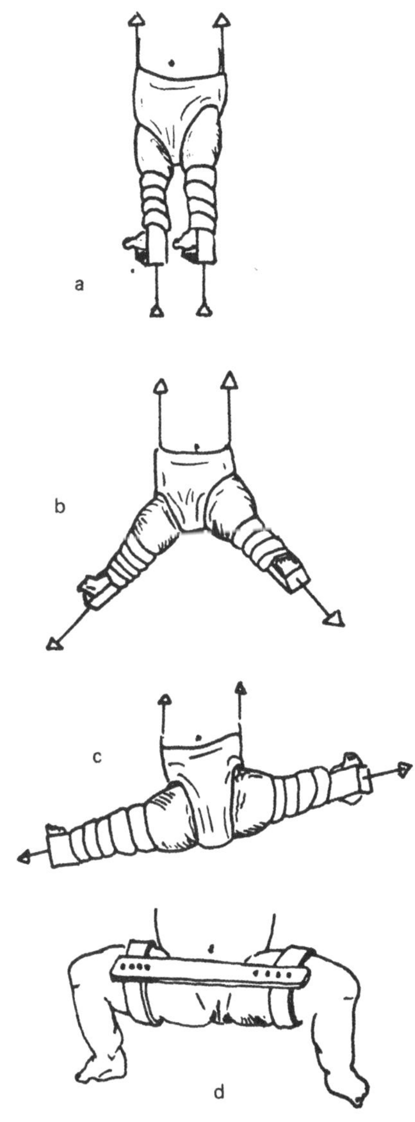

Abb. 31a–d. Extensionsbehandlung der angeborenen Hüftgelenkverrenkung. **a** Längszug für 3 Wochen (Gewicht: ca. 1/4 des Körpergewichts). **b, c** Schrittweise Abspreizen (3–4 Wochen). **d** Fixation in Abspreizringen für weitere 9 Monate

Im Gegensatz zu diesen konservativen Maßnahmen bieten sich einige operative Möglichkeiten an:
Ist durch die Extension keine Reposition möglich, kann meist durch eine Arthrographie ein Repositionshindernis nachgewiesen werden; meist ist dies ein eingeschlagener Pfannenrand. In diesem Falle muß er operativ beseitigt werden und der Kopf wird unter Sicht in die Pfanne reponiert (offene Reposition). Bei älteren Kindern mit Hüftdysplasie ist weder Pfanne noch Kopf genügend entwicklungsfähig, um ein stabiles Hüftgelenk zu bilden. Es muß deshalb durch geeignete Maßnahmen nachgeholfen werden.
Man unterscheidet *Eingriffe* am Becken, am Femur oder kombinierte Eingriffe.
Eingriffe am Becken: Das Ziel ist, die ungenügende Pfannenform zu verbessern. Dies geschieht in der Verbreiterung des oberen Pfannenrands, der damit eine bessere Abstützung des Kopfs erlaubt (Abb. 32).
Operationen mit ähnlichem Vorgehen: Beckenosteotomie nach Salter, Pfannendachplastik nach Lance.
Eingriffe am Femur: Diejenigen Fälle, die mit einer Fehlstellung des Schenkelhalswinkels einhergehen, können durch eine korrigie-

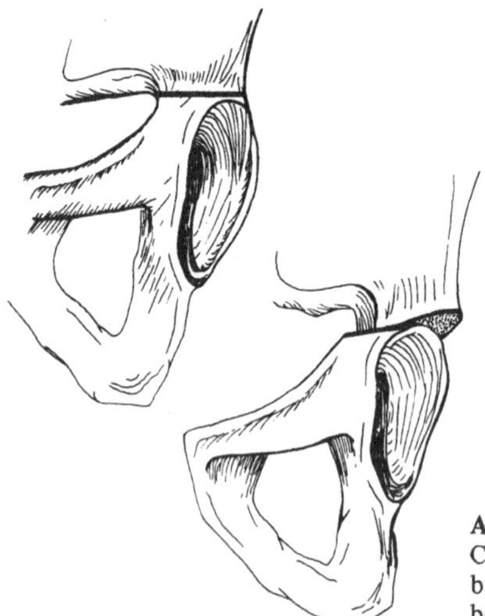

Abb. 32. Beckenosteotomie nach Chiari. Durch Seitwärtsverschiebung erhält der Hüftkopf eine bessere Überdachung

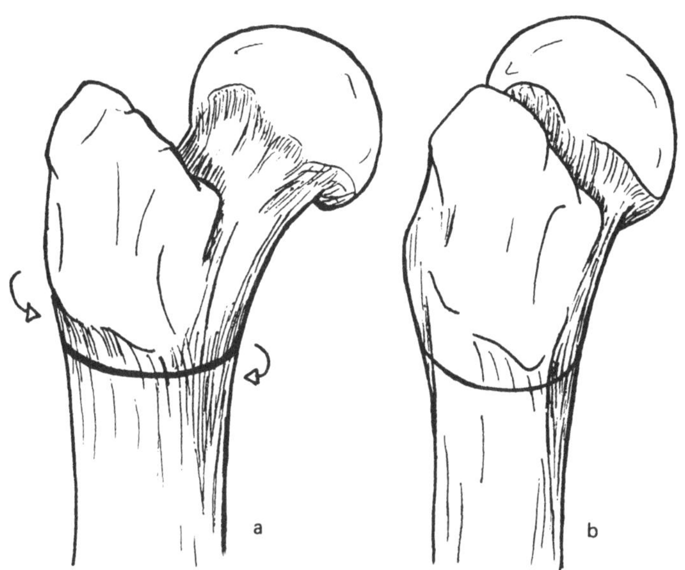

Abb. 33a, b. Derotationsosteotomie intertrochanter. Durch die Schnittführung intertrochanter (**a**) kann der proximale Abschnitt gegen den distalen verdreht werden (**b**). Wird zusätzlich ein entsprechender Keil entnommen, kann gleichzeitig valgisiert bzw. varisiert werden

rende intertrochantere Osteotomie behandelt werden. Meist ist eine Varisations-Derotations-Osteotomie nötig (Abb. 33).

2.1.6 Angeborene Fußdeformitäten

Es ist dies ein Kap. der klassischen Orthopädie, das durch die wichtige Stellung des Fußes in der Fortbewegung spezielle Beachtung verdient (Abb. 34).

2.1.6.1 Angeborener Klumpfuß

Diese Deformität läßt sich in verschiedene Komponente aufgliedern: Spitzfußstellung, Varusknick der Ferse, der sich in den Vorfuß fortsetzt, der seinerseits zusätzlich mit der Fußsohle nach

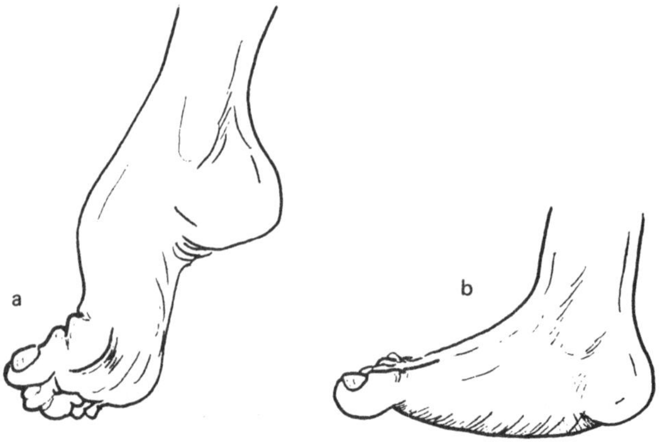

Abb. 34a, b. Angeborene Fußdeformitäten. **a** Klumpfuß. **b** Plattfuß

medial weist. Zudem ist der Vorfuß vermehrt plantarflektiert, so daß ein Hohlfuß entsteht. Da bei angeborenem Klumpfuß die Deformität bei der Geburt nur weichteilbedingt ist, d.h. die knöchernen Elemente normal geformt sind und nur durch die Weichteile in der beschriebenen Fehlstellung gehalten werden, hat die Thera-

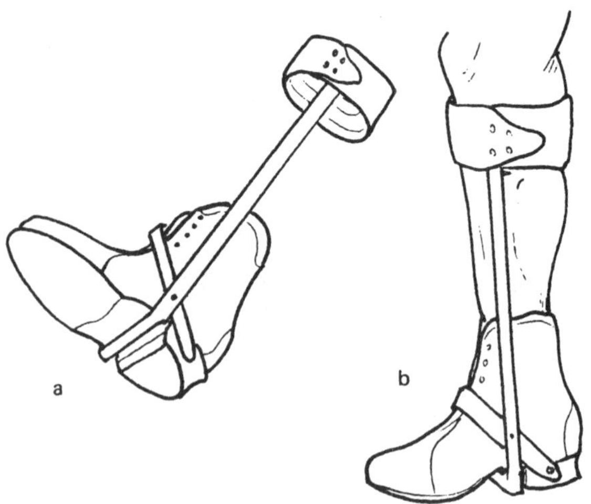

Abb. 35a, b. Klumpfußschiene. **a** Modell. **b** Befestigung am Bein

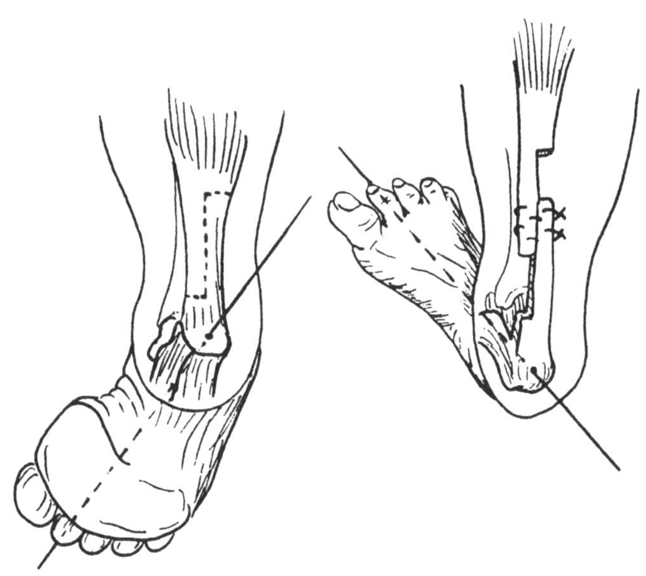

Abb. 36. Achillessehnenverlängerung zur Behebung der Spitzfußdeformität beim Klumpfuß

pie am 1. Tag zu beginnen. Nur so sind optimale Ergebnisse zu erwarten. Die konservative Therapie besteht in manueller Redression und Halten der Korrekturstellung in Gipsen, die häufig gewechselt werden müssen. Bei älteren Kindern kommen die verschiedenen Schienen in Frage (Abb. 35). Nach Gehbeginn soll zusätzlich eine Klumpfußeinlage im Schuh getragen werden. Ist durch diese konservativen Maßnahmen keine Korrektur zu erzielen, wird man sich bei Gehbeginn des Kinds zu einer Operation entschließen müssen. Man unterscheidet zwischen Weichteiloperationen, bei der Widerstände durch verkürzte Sehnen und Bänder beseitigt werden (Abb. 36). Andererseits können die Korrekturen am Knochen durchgeführt werden, durch die auch ossär fixierte Fehlstellungen korrigierbar sein können.

2.1.6.2 Weitere angeborene Fußdeformitäten

Angeborener Hackenfuß, Plattfuß. Die Therapieprinzipien sind in etwa die gleichen wie beim Klumpfuß mit Korrektur der einzelnen Komponenten der jeweiligen Fehlstellungen.

2.2 Tumoren des Bewegungsapparats

Einteilung: Primäre Knochentumoren,
Sekundäre Knochentumoren (Metastasen).
Weiter zu unterscheiden sind maligne, semimaligne, benigne Tumoren.
Häufig sind die Metastasen im Skelett anzutreffen, da einige der bösartigen Tumoren (Brustkrebs, Prostata- und Lungenkrebs u.a.) speziell dazu tendieren, ihre Ableger im Knochen anzusiedeln. Primäre Knochengeschwülste entstehen aus dem Knochengewebe selbst oder einer Vorstufe davon. Zur Bestimmung der Gutartigkeit bzw. Bösartigkeit wird neben dem Röntgenbefund und der Klinik die Histologie entscheidend sein. Meist gelingt es nur mit Hilfe des Mikroskops, einen Knochentumor entsprechend seinem Aufbau genau einzuteilen.
Symptome von Knochentumoren: Schmerz, Schwellung, pathologische Fraktur (der vorgeschädigte und veränderte Knochen bricht ohne adäquaten Unfall).
Daneben bestehen bei bösartigen Tumoren Allgemeinsymptome wie Gewichtsverlust, Blutarmut, hohe Senkung usw.
Die Therapie ist wegen der Komplexität und den immer neuen Erkenntnissen stets an interdisziplinäre Zusammenarbeit gebunden. Neben dem orthopädischen Chirurgen werden Mediziner, Pathologen, Radiologen und evt. Pädiater konsultiert werden müssen.
Für den orthopädischen Chirurgen stellt sich die Frage, ob der Tumor total entfernt werden muß und damit meist eine Amputation eines Glieds zugunsten der Lebenserwartung nötig wird, oder ob lediglich die Fraktur osteosynthetisiert, bzw. verhindert werden soll.

2.2.1 Gutartige Tumoren

Da diese Art nicht durch das unkontrollierte Wachstum der bösartigen Form lebensgefährlich ist, benötigen sie keine spezielle Therapie. Sie müssen nur dann behandelt werden, wenn sie durch die spezielle Lokalisation zu einem Knochenbruch führen können (Abb. 37).
Andererseits können sie durch ungünstige Lage, z.B. am Knie kosmetisch störend wirken oder durch Druck Schmerzen verursachen (Abb. 38). Im ersten Fall des Fibroms im Schenkelhals wird man

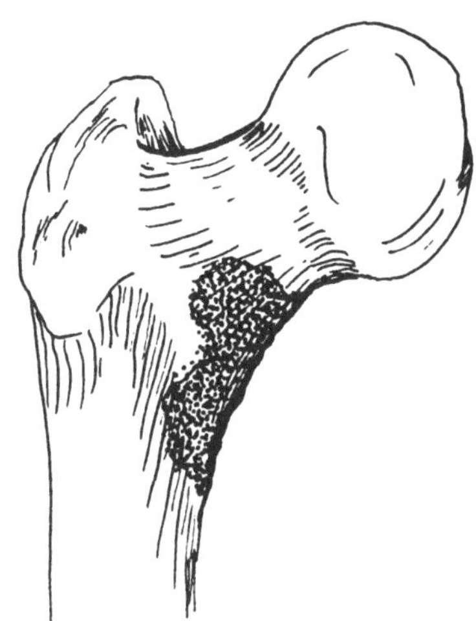

Abb. 37. Knochenfibrom im Schenkelhals. Durch Störung der Architektur des Schenkelhalses kann es bei Belastung zur Fraktur kommen

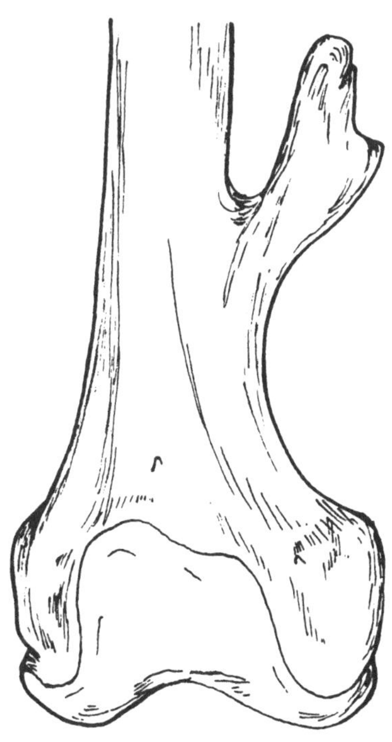

Abb. 38. Osteochondrom am distalen Femur. Durch ungünstige Lage und Form kann es zu Druckschmerzen führen

durch Knochentransplantation die Tumorhöhle auszufüllen haben, im Beispiel der Exostose genügt eine einfache Glättung des Knochens.
Weitere Beispiele von gutartigen Knochentumoren: Chondrome, Knochenhämangiom, Osteoidosteom.

2.2.2 Bösartige Tumoren

Da die meisten bösartigen primären Knochengeschwülste nicht durch Medikamente oder Bestrahlung (Ausnahme: Ewing-Sarkom) geheilt werden können, muß in den meisten Fällen die Amputation mit der radikalen Tumorentfernung ins Auge gefaßt werden. Dieser einschneidende Eingriff stellt für die meist jungen Patienten eine schwere psychische Belastung dar und verlangt eine besonders einfühlende Pflege. Charakteristisch für die bösartigen Tumoren ist das lokal zerstörende Wachstum mit Auflösung der Knochenstruktur sowie die Tendenz zur Metastasierung (Abb. 39).

2.3 Entzündungen des Bewegungsapparats

2.3.1 Osteitis, Osteomyelitis

Einteilung:

Spezifische Osteitis	*Unspezifische Osteitis*
Tuberkulose	akut ——— chronisch
Syphilis usw.	akut: exogen / hämatogen

2.3.1.1 Akute hämatogene Osteitis

Sie wird auf dem Blutweg von einer weiter entfernt liegenden Entzündung in die Knochen verschleppt. Häufig sind als Primärherde die Angina Tonsillaris oder Zahnabszesse anzutreffen. Die Erreger (Bakterien) siedeln sich vor allem in den mittleren Abschnitten der langen Röhrenknochen an und rufen dort die klassischen Entzündungszeichen hervor: Rötung, Überwärmung, Schwellung, Schmerzen.
Die Therapie besteht neben einer rigorosen Ruhigstellung im Gipsverband extern sowie in einer gezielten Antibiotikagabe. Bei der

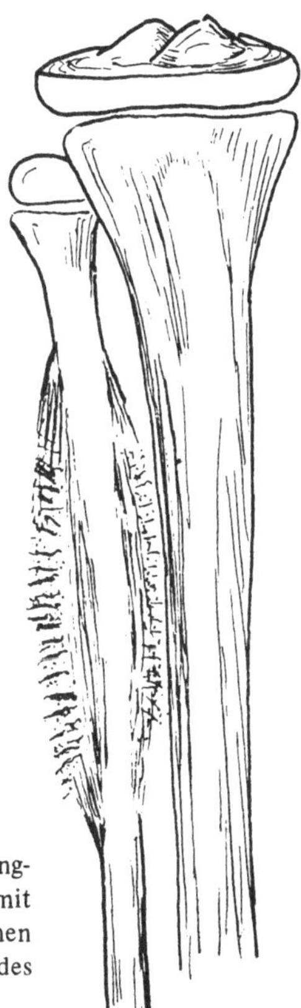

Abb. 39. Röntgenologischer Aspekt eines Ewing-Sarkoms am Wadenbein. Knochenhautreaktion mit Bildung von radiären Knochensplittern. Auslöschen der normalen Knochenstruktur durch zerstörendes Wachstum

operativen Eröffnung des Infekts wird eine Resistenzprobe angefertigt, d.h. die Bakterien und ihre Empfindlichkeit auf die verschiedenen Antibiotika werden geprüft; diese können dann spezifisch bekämpft werden. Der Eingriff besteht in einer Eröffnung des Herds, um in der Tiefe eine Retention von Eiter zu verhindern. Zu diesem Zweck wird die Wunde entweder offen belassen und der allmählichen Granulierung und Selbstheilung überlassen oder es wird eine Spüldrainage angelegt. Der Herd kann dabei fortdauernd von außen ausgespült werden, und es wird dazu noch ein Antibiotikum in der Spülung verwendet, so daß dies direkt am Ursprung der Entzündung eingesetzt werden kann (Abb. 40).

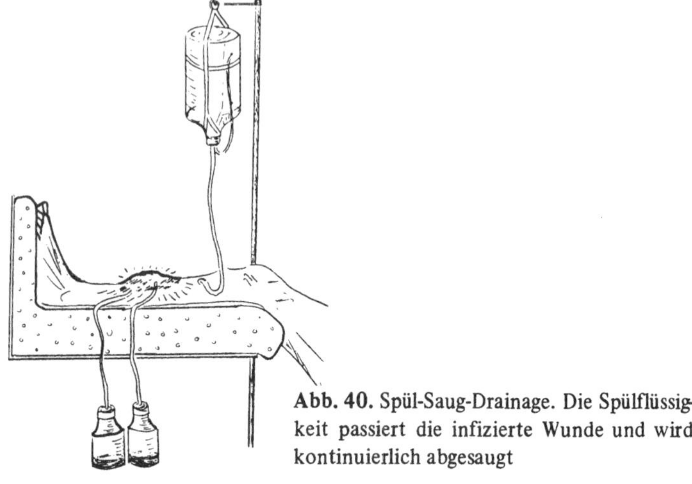

Abb. 40. Spül-Saug-Drainage. Die Spülflüssigkeit passiert die infizierte Wunde und wird kontinuierlich abgesaugt

2.3.1.2 Akute exogene Osteitis

Wie die Bezeichnung angibt, werden hier die Erreger von außen an den Knochen gebracht, also z.B. nach offenen Knochenbrüchen. Nicht zu übersehen sind jedoch die Formen, die durch Spritzen, Nägel oder Drähte bei Extensionen sowie operative Eingriffe verursacht werden.

Die Therapieprinzipien sind grundsätzlich dieselben wie bei der akuten hämatogenen Osteitis.

2.3.1.3 Chronische Osteitis

Die chronische Knochenentzündung entsteht entweder durch eine nicht abgeheilte akute Form oder aber sie ist primär chronisch, d.h. eine gute Abwehrmöglichkeit des Körpers wird nicht die voll ausgebildete Form der akuten Osteitis ermöglichen, sondern lediglich eine „leise brodelnde“ Entzündung in abgekapselter Form.

Bei diesen Arten ist eine aktive Therapie mit operativer Ausräumung des Herdes nicht zu umgehen. Oft braucht es zusätzlich Transplantation von gesunden Knochen, um das Wachstum der „ausgebrannten“ Knochenhöhle erneut anzuregen.

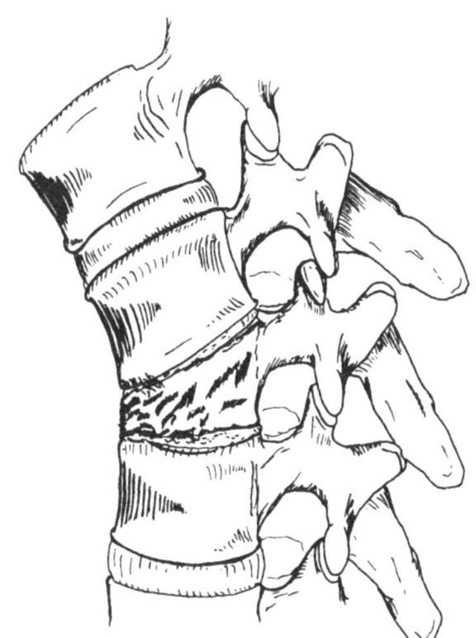

Abb. 41. Keilwirbelbildung. Durch Zerstörung des Wirbelkörpers und der Zwischenwirbelscheiben resultiert die typische Keilwirbelform mit entsprechender Knickbildung der Wirbelsäule

2.3.2 Spondylitis

Sie bezeichnet die entzündlichen Vorgänge am Wirbelkörper. Typisch und häufig ist die tuberkulöse Spondylitis, die eine Zerstörung der Wirbelkörperstruktur herbeiführt. Das Resultat ist die typische Keilwirbelbildung (Abb. 41).

2.3.3 Arthritis – Gelenkentzündung

Wie beim Knochen können auch die Gelenke entweder durch direktes Einbringen von Keimen oder hämatogen infiziert werden. Auf diese letztere Art wird vor allem das Hüftgelenk bei Jugendlichen betroffen. Unklare Schmerzen, die plötzlich aufgetreten sind, oft im Anschluß an eine sonstig durchgemachte Infektionskrankheit, müssen immer an ein infiziertes Hüftgelenk denken lassen.
Eine solche Entzündung hat immer die Zerstörung des Gelenkknorpels zur Folge, wenn nicht in den ersten Stunden die richtige Diagnose gestellt wird und die entsprechende Therapie mit Spülung und Eröffnung des Gelenks eingeleitet werden kann. Es ist

dies somit einer der wenigen Fälle, wo ein orthopädisches Leiden zum Notfall wird und zum sofortigen Handeln zwingt.
Neben unspezifischen Entzündungen, von denen die Gelenke betroffen werden können, neigen vor allem die Tuberkulose und die Gonorrhoe zum Gelenkbefall.

2.3.4 Chronische Polyarthritis (cP)

Die chronische Polyarthritis ist ein Musterbeispiel einer Krankheit, die durch die Invalidisierung der betroffenen Patienten eine Höchstleistung von Medizinern, Orthopäden, Chirurgen, Pflegepersonal, Physiotherapie, Rehabilitation und nicht zuletzt von der Gesellschaft fordert. Die Ursache der Krankheit ist auch heute noch nicht restlos geklärt. Sicher spielen unter anderem autoimmunologische Prozesse eine Rolle, d.h., die Abwehrsysteme des Körpers können körpereigenes Gewebe nicht mehr als solches erkennen und richten ihre Abwehrmechanismen somit gegen eigenes Gewebe.
Die Folge davon sind Zerstörungen am Knorpel, Sehnen, Gelenkkapseln und deren Gewebe des Bewegungsapparats. Dementsprechend vielfältig sind die Krankheitserscheinungen, die von morgendlicher Fingersteifigkeit als typisches Anfangssymptom bis zur schmerzhaften Gelenksteife und Deformierung reichen (Abb. 42).

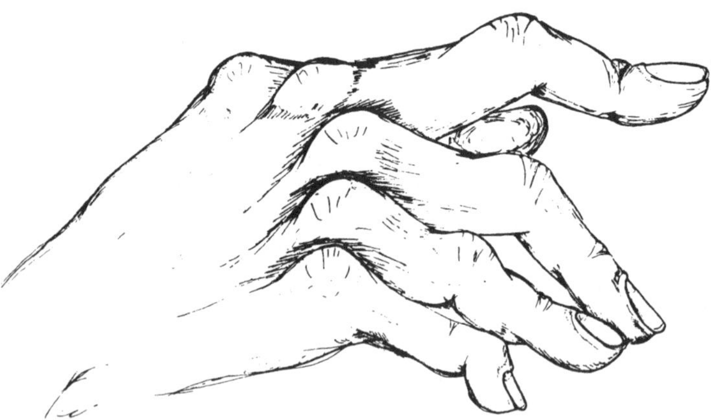

Abb. 42. Polyarthritische Hand. Gelenkschwellung und Abweichung der Finger nach ulnar

Die Therapie besteht zum einen in konservativen Maßnahmen wie Medikation von entzündungshemmenden Mitteln und physikalischer Therapie, um frühzeitige Gelenksteifigkeit zu verhindern. Andererseits bieten sich operative Möglichkeiten an, wobei der Synovektomie (Entfernung der erkrankten Synovialis) als frühzeitiger Maßnahme heilende und prophylaktische Bedeutung zukommt.
In späteren Stadien der Krankheit wird man sich auf rekonstruktive und symptomatische Maßnahmen wie Arthroplastiken, Arthrodesen und Osteotomien beschränken müssen.

2.4 Osteochondrosen

Diese Krankheit, auch aseptische Knochennekrose genannt, beinhaltet eine in ihrem Ursprung noch nicht ganz geklärte Erscheinung, die die Meta- und Epi- bzw. Apophysen der Knochen betrifft. Durch im Wachstum auftretende Durchblutungsstörungen dieser Knochenabschnitte kommt es zum Untergang (Nekrose) des Gewebes.
Da diese Krankheit nur jugendliche Patienten im Wachstum befällt, ist ein Zusammenhang mit einer hormonellen Dysregulation wahrscheinlich. Der Verlauf der Krankheit ist typisch: Nach dem Absterben der Knochenstruktur setzen die Regenerationsvorgänge mit einsprossenden Gefäßen aus der Nachbarschaft ein. Im günstigsten Fall wird eine völlige Regeneration erreicht. Dadurch, daß sich die Prozesse stets in der Nähe der Wachstumsfugen abspielen, ist jedoch die Gefahr von Wachstumsstörungen und späteren Deformationen vorhanden.
Die Vorgänge seien an der am häufigsten vorkommenden aseptischen Knochennekrose, der des Femurkopfs, illustriert.

2.4.1 Perthes-Erkrankung

Es handelt sich um eine aseptische Knochennekrose des Femurkopfs (Abb. 43).
Entsprechend dem röntgenologischen Erscheinungsbild lassen sich verschiedene Stadien unterscheiden. Bei der Therapie unterscheidet man zwischen konservativen Maßnahmen, die in erster Linie in konsequenter Entlastung bestehen und operativem Vorgehen,

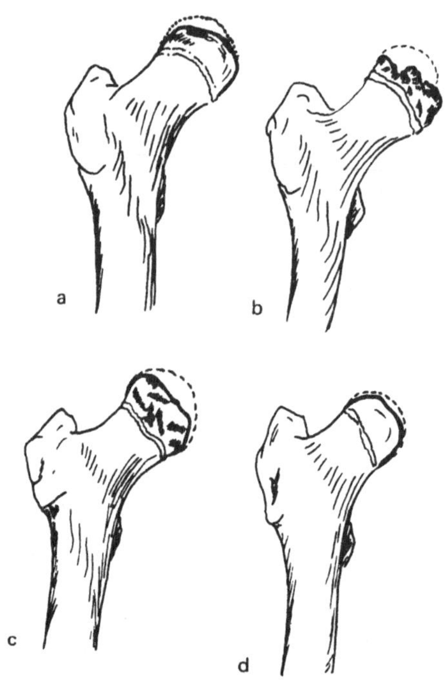

Abb 43a–d. Perthes-Krankheit. **a** Abflachung der Gelenkfläche als Zeichen der Kopfschädigung. **b** Scholliger Zerfall der Knochenstruktur. **c** Beginnender Wiederaufbau. **d** Heilung mit bleibender Verformung

bei dem sich die varisierende intertrochantere Osteotomie bewährt hat. Bei beiden Methoden gilt, daß je frühzeitiger der Therapiebeginn, desto besser die Aussichten, durch ausreichende Aufbauvorgänge, die definitive Deformität geringzuhalten.

2.4.2 Weitere Osteochondrosen

Beispiele von Osteochondrosen, die häufig vorkommen: Osteochondrose der Wirbeldeckplatten (Scheuermann-Krankheit), des Kahnbeins bzw. der Mittelfußknochen (Köhler-Krankheit), der Schienbeinhöcker (Osgood-Schlatter-Krankheit) (Abb. 44).

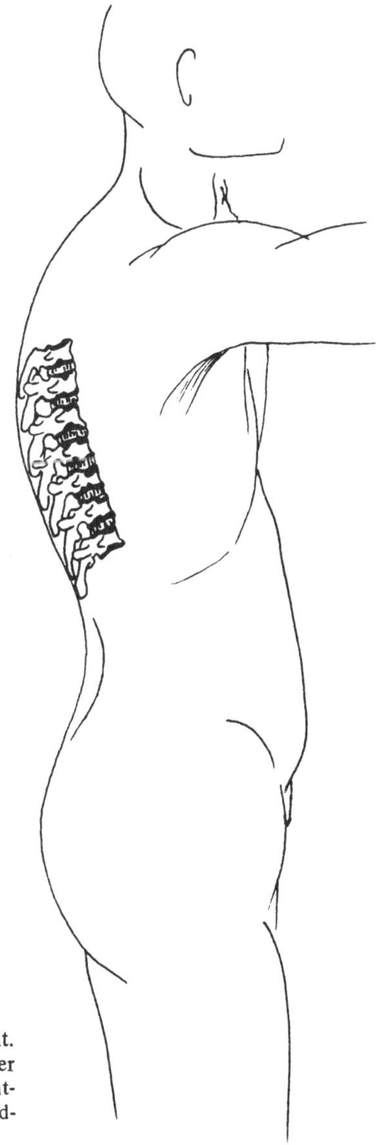

Abb. 44. Scheuermann-Krankheit. Durch typische Veränderungen der Deckplatten der Wirbelkörper entsteht der charakteristische Rundrücken

2.5 Arthrose

Solange beim jugendlichen Individuum unter normalen anatomischen Verhältnissen das Gleichgewicht – mechanische Beanspruchung und Regenerationsfähigkeit eines Gelenkknorpels – gewährleistet ist, treten keine Krankheitserscheinungen auf.
Bei der Störung dieses Systems zugunsten der Belastung treten Verschleißerscheinungen am Gelenkknorpel auf mit klinisch feststellbaren Zeichen wie Gelenkschmerz, Schwellung, Deformierung sowie zunehmende Bewegungseinschränkung: Man nennt dies *Arthrose.*
Neben der Arthrose des alternden Menschen, die im Rahmen des natürlichen Alterungsprozesses stattfindet, existieren einzelne Arthroseformen bei Jugendlichen. Hier wurde das Gleichgewicht durch ungünstige Voraussetzungen, wie z.B. Femurkopfdeformität nach durchgemachter Osteochondrose, in Richtung Arthrose beeinflußt.
Zustände, die die Entstehung von Arthrose begünstigen, nennt man *Präarthrosen.* Der Verlauf der Krankheit bietet ein typisches Bild und ist an allen Gelenken im Prinzip gleich: Der zuerst oberflächlichen Knorpelschädigung folgt eine völlige Zerstörung der Knorpelschicht mit Reaktionen des angrenzenden Knochens in Form von Verdichtung einerseits und Zystenbildung (Höhlen) andererseits. Schließlich resultieren groteske Deformierungen, die in einer völligen Insuffizienz des Gelenks enden.

2.5.1 Therapie

2.5.1.1 Konservative Maßnahmen

Als konservative Maßnahmen bieten sich vor allem im Anfangsstadium die physikalische Therapie an. Neben Wärme, Massage und Hydrotherapie kommt, um einer Versteifung möglichst vorzubeugen, der Bewegungstherapie besondere Bedeutung zu. Unterstützend kommen entzündungs- und schmerzstillende Medikamente in Betracht.
Stets ist dabei auch auf eine allgemein ausgewogene Lebensführung zu achten wie Gewichtsreduktion, Einstellung eines allfällig vorhandenen Diabetes usw. Daneben bietet die rein mechanische Unterstützung mit Gehstöcken wertvolle und wirksame Hilfe. Bei

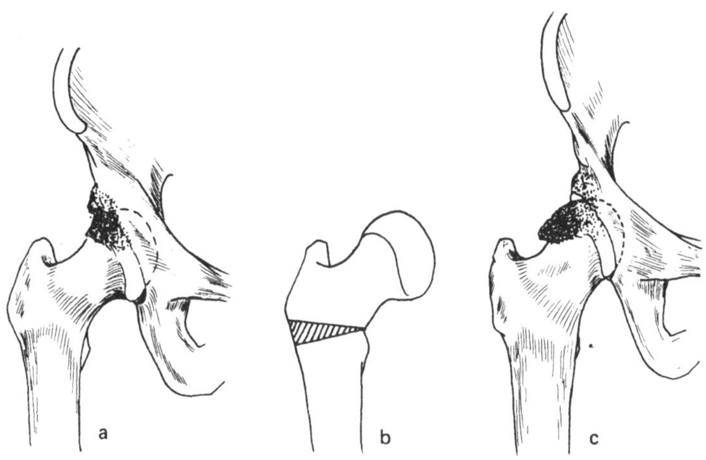

Abb. 45a–c. Intertrochantere Valgisationsosteotomie bei Arthrose des Hüftgelenks. **a** Arthrotische Veränderungen in der Hauptbelastungszone des Gelenks. **b** Durch Keilentnahme kann der Schenkelhals aufgerichtet und **c** die geschädigte Zone herausgedreht werden

fortgeschrittener Arthrose können zusätzliche Apparate verordnet werden, die schmerzhafte Bewegungen verhindern wie z.B. der Arthrodeseschuh, der die Bewegungen im Sprunggelenk verhindert.

2.5.1.2 Operative Therapie

Die operative Therapie wird entsprechend der vermehrten Belastung, vor allem an den unteren Extremitäten, durchgeführt.
Wird in einem arthrotischen Gelenk die Mechanik verbessert, bzw. eine Fehlstellung behoben, kann sich die Arthrose sogar zurückbilden. Die Osteotomien haben daher im Frühstadium der Arthosebehandlung ihren festen Platz (Abb. 45). Im fortgeschrittenen Stadium der Arthrose wird man sich eher für einen *Gelenksersatz* entschließen müssen. Das klassische Beispiel dazu ist die Hüfttotalprothese bei Koxarthrosen (s. entsprechendes Kap.). Die Indikation dazu muß jedoch sehr sorgfältig gestellt werden. Da diese Kunstgelenke eine beschränkte Lebensdauer haben (ca. 10 Jahre) und Prothesenwechsel stets langwierige und schwierige Operationen darstellen, kommen sie bei Patienten unter 60 Jahren selten zur

Anwendung. Bei jüngeren Patienten wird man sich bei intakten benachbarten Gelenken (Rücken, Knie) eher für eine *Versteifung* entscheiden. Weitere Operationen, die bei der Arthrose indiziert sein können, sind *Arthroplastiken* oder *Cheilotomien* (Abtragung der Randwucherungen).

2.6 Häufige orthopädische Erkrankungen einzelner Körperabschnitte

2.6.1 Erkrankungen der Wirbelsäule

Die subjektiven Eindrücke, die man von einem Menschen erhält, werden zweifelsohne wesentlich von der *Haltung* geprägt. Die Wirbelsäule als zentrales Achsenorgan ist daran hauptsächlich beteiligt. „Schlechte Haltung" oder „Haltungsverfall" werden alle die Normvarianten wie Rundrücken, Hohlrücken usw. benannt (Abb. 46). Bei diesen Formen sind, wie bei der krankhaften Haltung, z.B. der Schonhaltung durch Schmerz, keine anatomische Fehlbildungen vorhanden. Sind Anomalien wie Keilwirbel, Blockwirbel usw. verantwortlich für die Deformität der Wirbelsäule, spricht man von strukturellen oder fixierten Fehlhaltun-

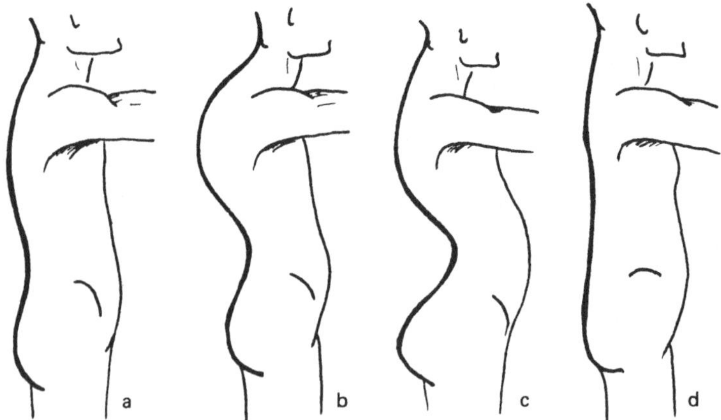

Abb. 46a–d. Körperhaltung. **a** Normale Haltung. **b** Rundrücken. **c** Hohlrükken. **d** Flachrücken

gen. Entsprechend der hochdifferenzierten und vielgestaltigen Funktion der Wirbelsäule sind die Störanfälligkeiten im Laufe der *Entwicklung* mannigfach. Neben Blockwirbelbildung (= Verschmelzung zweier Wirbelkörper), Halbwirbel (= nur einseitige Anlage eines Wirbelkörpers) und unverschlossenen Wirbelbögen (s. Abb. 28), existiert als häufigste Mißbildung die Spondylolisthesis. Hier blieb die knöcherne Verbindung zwischen Wirbelkörper und Wirbelbogen, meistens im Bereich des untersten Lendenwirbels, aus. Dadurch wird das ventrale Abrutschen des Wirbels mit zunehmender Belastung möglich, da die Verankerung an den kleinen Gelenken fehlt (Abb. 47).

2.6.1.1 Skoliosen

Seitenverkrümmungen der Wirbelsäule werden *Skoliosen* genannt. Meistens ist dabei auch eine Verdrehung der einzelnen Wirbelkörper zu beobachten: Es besteht zusätzlich eine Torsion der Wirbelsäule. Eingeteilt werden die Skoliosen nebst der Erscheinungsform nach dem Manifestationsalter: Säuglingsskoliose, juvenile und Adoleszentenskoliose (Abb. 48). Die Ursache ist in den meisten Fällen unbekannt. Typischerweise verlaufen die Skoliosen progre-

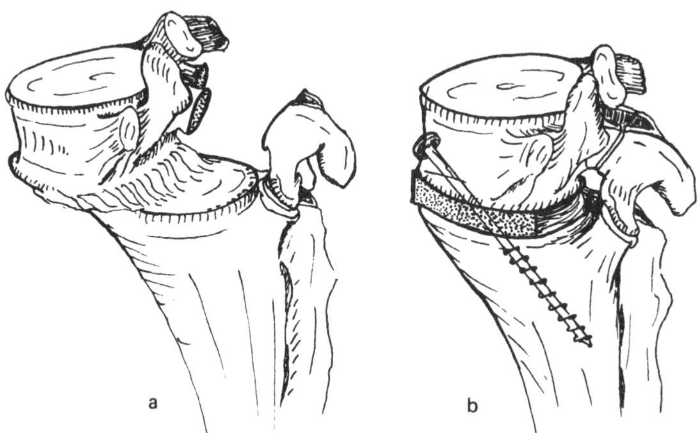

Abb. 47. a Spondylolisthesis durch Defekt in der Bogenwurzel. **b** Resultat nach Reposition und Spondylodese

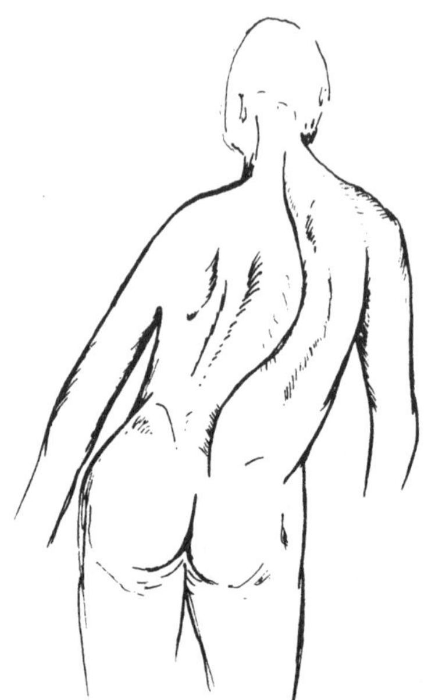

Abb. 48. Thorakolumbale Skoliose

dient, d.h. die Krümmung der Wirbelsäule nimmt mit fortschreitendem Wachstum zu, so daß sich eine Behandlung aufdrängt, und dies zum frühest möglichen Zeitpunkt.

Auf der *konservativen* Seite der Therapieangebote finden sich redressierende Maßnahmen, die beim Säugling in einer Liegeschale aus Gips in Korrekturstellung besteht. Die Rumpfmuskulatur, die in der Entwicklung der Skoliose von maßgebender Bedeutung ist, muß frühzeitig mit gezielten Aufrichteübungen gestärkt werden. Bei älteren Kindern wird man sich für ein Korsett entscheiden. Dabei wird die korrigierende Stellung auf einem sog. Rissertisch (Abb. 49) mit Bandagen temporär angestrebt. Ist die Korrekturfähigkeit erfolgversprechend, wird in dieser Stellung eingegipst. Durch die Daueraufrichte, die das Gipskorsett erzwingt, gelingt es, nicht zu weit fortgeschrittene Skoliosen zu korrigieren. In jedem Falle dauert eine Behandlung Monate bis Jahre und stellt hohe Anforderungen an Patient und dessen Familie.

In der *operativen* Therapie, die bei Skoliosen über 50° in jedem Fall anzustreben ist, hat sich die Operation nach Harrington durchgesetzt.

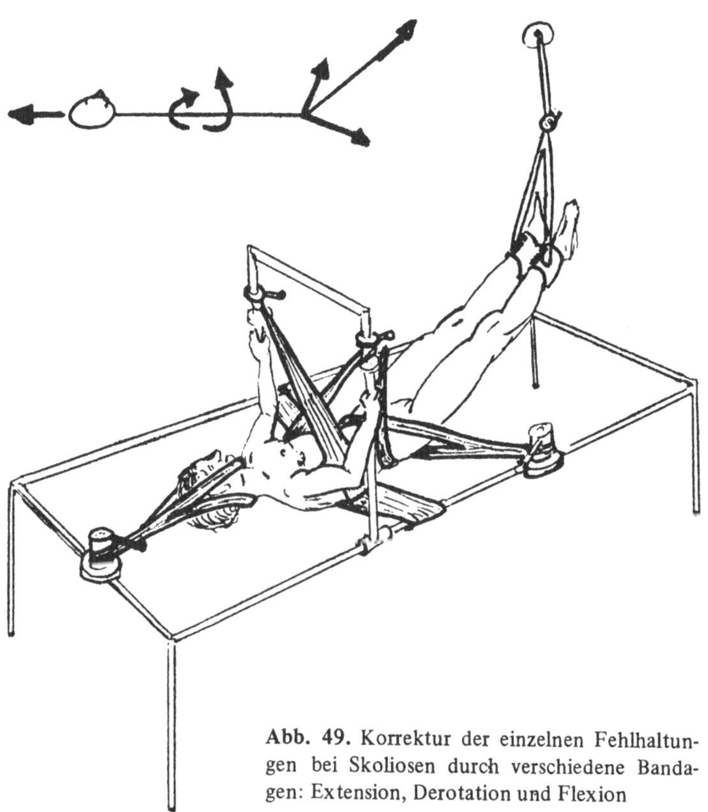

Abb. 49. Korrektur der einzelnen Fehlhaltungen bei Skoliosen durch verschiedene Bandagen: Extension, Derotation und Flexion

Um das Gewebe bei der Korrektur während der Operation nicht plötzlich zu belasten, wird vor der Operation während 2 Wochen eine Extension angelegt.
Die dadurch erreichte Reduzierung der skoliotischen Krümmung wird dann operativ fixiert. Der betreffende Wirbelsäulenabschnitt wird mittels eines Zug- und Druckkraftsystems versteift (Abb. 50).

2.6.1.2 Alterserscheinungen

Wie der ganze Bewegungsapparat ist auch die Wirbelsäule *Alterserscheinungen* unterworfen.

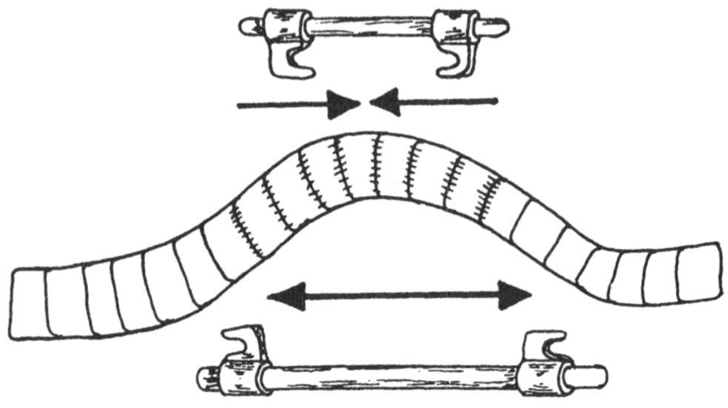

Abb. 50. Operative Skoliosebehandlung nach Harrington. Korrektur der Skoliose mit Kompression und Distraktion. Fixation durch ausgedehnte Versteifung des betroffenen Wirbelsäulenabschnitts

Durch die zentrale Funktion der Wirbelsäule sind diese degenerativen Erscheinungen direkt mit dem Haltungsverfall in Zusammenhang.

Obwohl alle Teile der Wirbelsäule daran beteiligt sind, hat es sich eingebürgert, je nach vorherrschender Form der degenerierten Struktur von Chondrose (Bandscheibendegeneration), Spondylose (Osteophytenbildung des Wirbelkörpers), Osteochondrose (Sklerosierung der Deckplatten der Wirbelkörper) und der Sponylarthrose (Degenerierung der Wirbelgelenke) zu unterscheiden.

Eine besondere Erscheinungsform der Wirbelsäulendegeneration mit dramatischer Klinik stellt die *Diskushernie* dar (Abb. 51). Die Nervenwurzel wird durch direkten Druck durch die hervorquellende Zwischenwirbelscheibe eingeengt und verursacht oft rasende, ins Bein ausstrahlende Schmerzen. Entsprechend der Belastung ereignet sich dieser Vorfall am häufigsten im Lendenwirbelsäulenbereich. Ähnliche Schmerzen, jedoch weniger akut verlaufend, können stark degenerierte Wirbelgelenke bei der *Spondylarthrose* hervorrufen. Oft können die auftretenden Schmerzen bei einer degenerierten Wirbelsäule jedoch nicht eindeutig einer anatomischen Struktur zugeordnet werden. Man weicht dann auf die verallgemeinernde, nur die Region angebende Bezeichnung wie Lumbalgie (Kreuzschmerz), Thorakalsyndrom (Thoraxschmerz) oder Zervikalsyndrom (Halsschmerz) aus (Abb. 52).

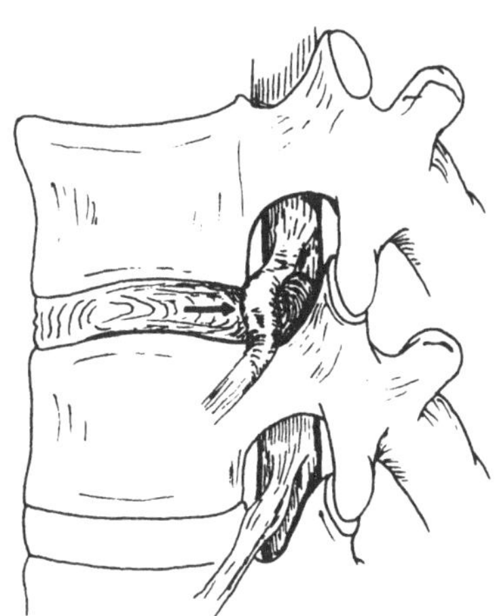

Abb. 51. Diskushernie. Durch die hervorquellenden Massen der Zwischenwirbelscheibe werden die Nervenwurzeln abgedrückt und verursachen starke Schmerzen

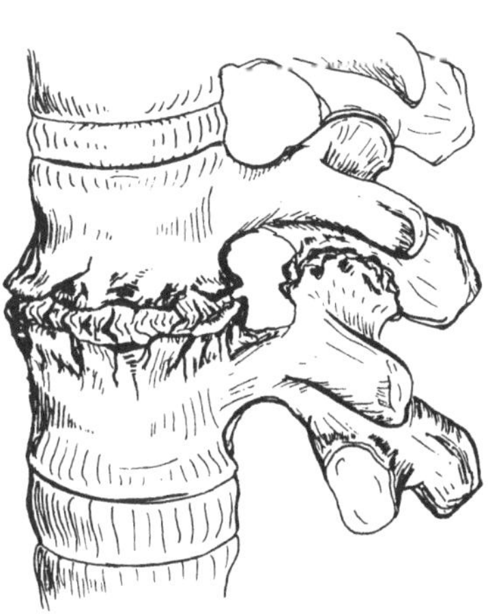

Abb. 52. Wirbelsäulendegeneration. Untergang der Bandscheibe mit Verschmälerung des Zwischenwirbelraums und Zerstörung der Deckplatten, Randwulstbildung und Arthrose der Wirbelgelenke. Durch Einengung der Nervenwurzel kann es zur schmerzhaften Irritation kommen

In den meisten Fällen reicht eine konservative *Therapie* bei diesen Syndromen zu mehr oder weniger dauerhafter Schmerzfreiheit aus. Die Palette umfaßt dabei medikamentöse Therapie, physikalische Therapie, Chiropraktik und Extensionbehandlung. Eine Diskushernie allerdings wird nur selten auf diese Maßnahmen ansprechen, so daß die größeren meistens eine Operationsindikation bedingen. Es wird dabei die schadhafte Bandscheibe entfernt.

Verursachen die arthrotisch veränderten Gelenke unstillbare Schmerzen, ist eine Spondylodese durchzuführen, d.h. es werden zwei oder mehrere Wirbel gegeneinander versteift, wodurch die Bewegung in den Wirbelgelenken verhindert wird. Die damit verbundene Versteifung kann dabei ohne weiteres von den benachbarten Segmenten kompensiert werden (Abb. 53).

2.6.2 Erkrankungen der oberen Extremitäten

2.6.2.1 Schulter

Die häufigste Ursache von Schulterschmerzen ist die Periarthritis humeroscapularis. Ein Begriff, der etwas ungenau die degenerativen und meist schmerzhaften Erscheinungen im Bereich des Schultergelenks umfaßt. Im Röntgenbild sind, wenn überhaupt, höchstens die Verkalkungen in den Sehnenansätzen sichtbar. Die Therapie besteht in konservativen Maßnahmen wie Wärmeapplikation und Physiotherapie.

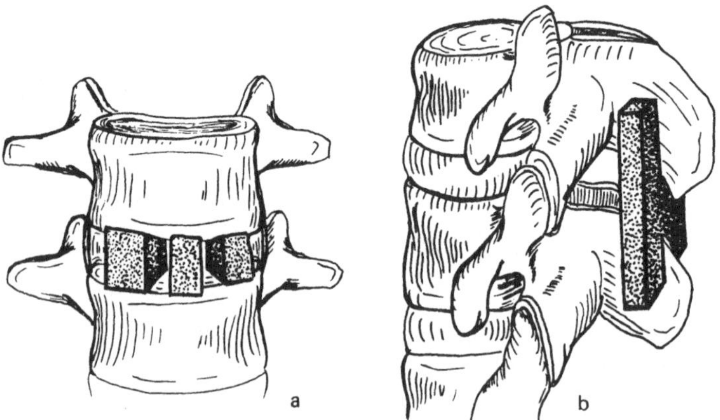

Abb. 53a, b. Spondylodesen. **a** Von ventral; Einbringen von Knochenspänen zwischen die Wirbelkörper, damit diese knöchern verwachsen können. **b** Von dorsal: Der Knochenspan wird zwischen die Dornfortsätze eingebracht. Meist zusätzliche Fixation mit Schrauben oder Platten

2.6.2.2 Ellenbogen

Neben den posttraumatisch bedingten Fehlstellungen des Ellenbogens (Cubitus varus, Cubitus valgus) wird in diesem Gelenk die Osteochondrosis dissecans gehäuft angetroffen. Es handelt sich um aspetische Nekrosen des Gelenkknochens, der dann freie Gelenkkörper bilden kann, die zu schmerzhaften Blockierungen führen.

2.6.2.3 Hand

Es bestehen multiple Mißbildungen, die jeweils nach der entsprechenden Deformität bezeichnet werden:
Polydaktylie (ein Finger zuviel), Syndaktylie (Verschmelzung von Fingerstrahlen), Kamptodaktylie (Flexion im PIP Dig. V), Klinodaktylie (Radialverkrümmung des V. Strahls) (Abb. 54). Neben diesen angeborenen Formvarianten beschäftigt sich der Handchirurg häufig mit durch Polyarthritis hervorgerufene Deformitäten.

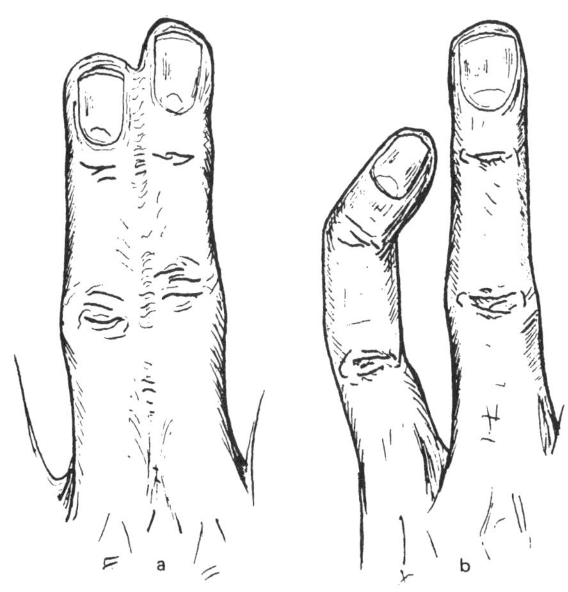

Abb. 54. a Syndaktylie. **b** Klinodaktylie

Unter Dupuytren-Kontraktur versteht man die derbe Verdickung und Verkürzung der Hohlhandfaszie. Je nach Schweregrad können ein bis mehrere Finger bis zur Unbrauchbarkeit in Flexionstellung fixiert werden. Die Therapie dieser im Ursprung unbekannten Krankheit besteht in der operativen Loslösung der betroffenen Sehnen.

Häufig bei älteren weiblichen Patienten vorkommend sind die sog. Tunnelsyndrome (z. B. Karpaltunnelsyndrom). Es handelt sich um Nervenschädigungen durch Kompression in anatomischen Engpässen, z. B. am volaren Handgelenk. Sie manifestieren sich in Schmerzen, verminderte Sensibilität und Muskelatrophien. Die Therapie ist die operative Dekompression.

2.6.3 Erkrankungen der unteren Extremitäten

2.6.3.1 Hüfte

Epiphysenlösung des Femurkopfs: Durch hormonelle Veränderungen kommt es zur Strukturauflockerung in der Femurkopfwachstumsfuge und damit zu einem Abrutschen nach hinten unten des Femurkopfs (Abb. 55). Das Leiden ist stets doppelseitig, weshalb immer beide Hüften operiert werden müssen, auch wenn die Lösung sich erst an einer Wachstumsfuge manifestiert hat.

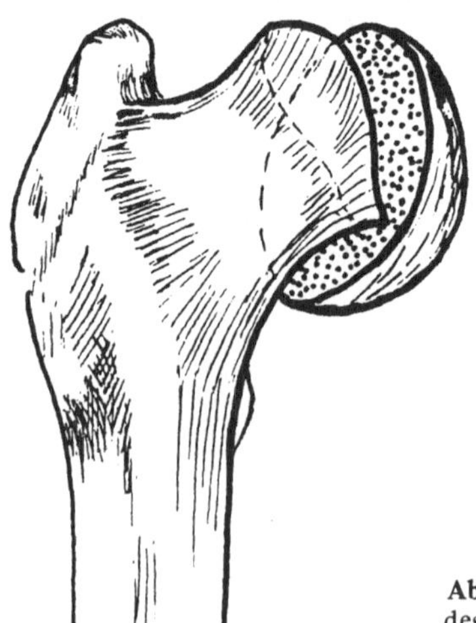

Abb. 55. Epiphysenlösung. Abrutschen des Femurkopfes nach hinten unten

Die operative Korrektur besteht in einer Osteotomie, so daß der Kopf wieder seine tragende Funktion übernehmen kann. Bei noch nicht abgerutschtem Femurkopf, und wenn der Patient vor dem Wachstumsabschluß steht, kann auch nur die Epiphysiodese (Fugenverschluß) durchgeführt werden.

2.6.3.2 Knie

Bei Störung der normalen Kniestellung, die leicht in X-Bein-Stellung sein soll, kommt es zur Störung der Gelenksmechanik und damit zur Arthrose in einem oder beiden Gelenksabschnitten. In diesem Falle wird die Therapie in fortgeschrittenen Fällen die Osteotomie sein (Abb. 56). Die dadurch normalisierte Gelenkstel-

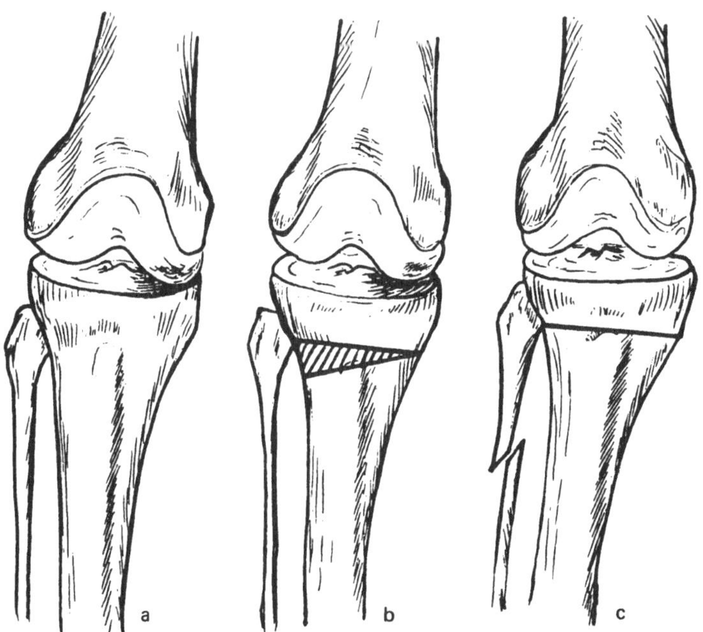

Abb. 56a–c. Tibiakopf-Valgisationsosteotomie. **a** Leichte Varusstellung im Knie begünstigt des Entstehen der Arthrose im medialen Gelenkspalt. **b** Resektion eines Keils. **c** Durch Valgisation Entlastung des medialen Abschnitts bei Belastung

lung verhindert nicht nur ein Fortschreiten, sondern fördert oft den Rückgang der Kniegelenksarthrose (Gonarthrose).
Häufig kommt es bei jüngeren Mädchen zur Chondropathie, d.h. zur Gelenksabnützung zwischen Kniescheibe und Oberschenkelknochen. Dies führt oft zu lästigen Beschwerden bei Druck auf die Kniescheibe oder beim Treppensteigen. Nur falls die konservative Therapie mit gezieltem Muskeltraining des Oberschenkelmuskels versagt, wird man sich zur Operation entschließen. Dabei wird der Ansatz des Kniescheibenbands etwas versetzt, wodurch wiederum eine bessere Mechanik mit ausgeglichenerer Belastung des betroffenen Gelenks erzielt werden kann.

2.6.3.3 Fuß

Neben den angeborenen Fußdeformitäten gibt es andere Fußdeformitäten, die den Orthopäden beschäftigen (Abb. 57). Der Lähmungsfuß muß mit einer Schiene oder, falls er in Spitzfuß-

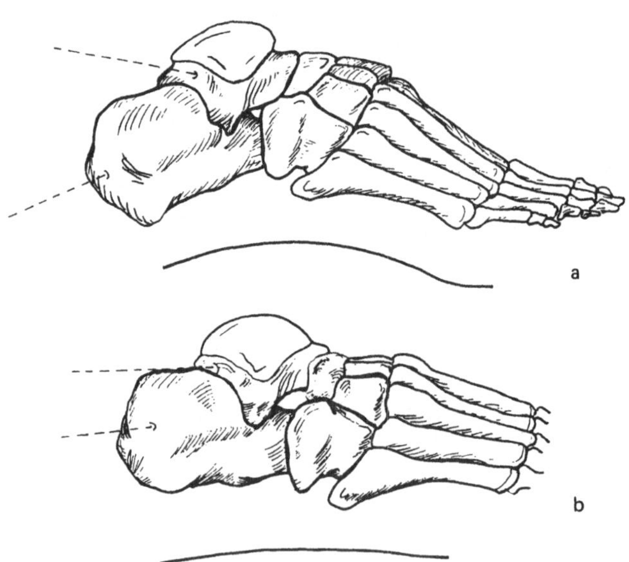

Abb. 57. a Normaler Fuß mit harmonischem Fußgewölbe und einen talocalcanearen Winkel von 30–40°. **b** Plattfuß mit eingesunkenem Längsgewölbe und verkleinertem Rückfußwinkel

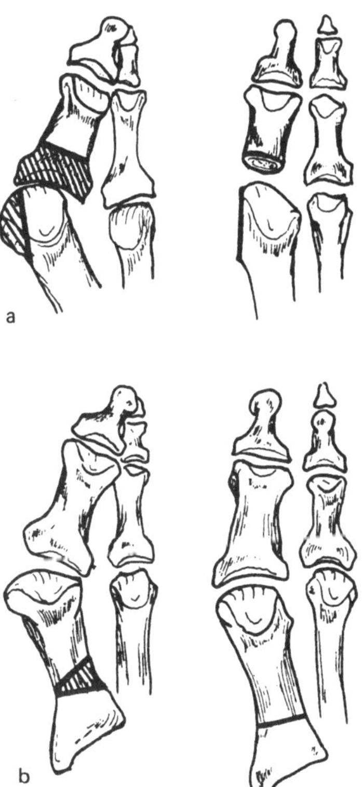

Abb. 58a, b. Hallux-Valgus-Operationen. **a** Nach Keller-Brandes: Basisresektion und Abtragung der Exostose. **b** Korrekturosteotomie an der Basis des 1. Metatarsale mit Keilentnahme

stellung bereits fixiert ist, operativ in die Rechtwinkelstellung gebracht werden. Nach der Art der kontrakten Struktur wird der Eingriff am Knochen (Korrekturosteotomie) oder an den Sehnen (Verpflanzung) durchzuführen sein (Abb. 36).

Hallux valgus (Abb. 58); eine häufig mit einem Spreizfuß verbundene schmerzhafte Deformität der Großzehe. Die meist erfolglose Therapie mit Schienen und Einlagen ist oft von einer operativen Korrektur gefolgt:

Es bestehen eine Vielzahl von Operationsmethoden. Alle haben jedoch folgende Zielsetzung:

1. Abtragung des schmerzhaften Überbeins,
2. Stellungskorrektur am Knochen,
3. Korrektur der Weichteile zur Verhütung eines Rezidivs.

3 Traumatologie

Trauma: Einwirkung von physischer oder psychischer Gewalt. Ist die Kraft der einwirkenden Gewalt größer als die Widerstandsfähigkeit des betroffenen Gewebes, entsteht eine Verletzung.

3.1 Allgemeines

Gewebsheilung: Eine Hautwunde kann entweder per primam intentionem (= auf direktem Weg) oder per secundam intentionem (in-

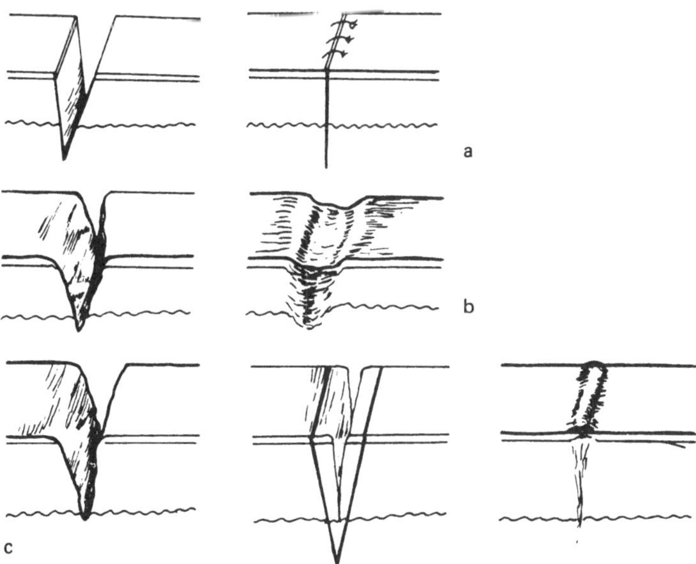

Abb. 59a–c. Gewebsheilung. **a** PP-Heilung. Verschluß einer sauberen Wunde (Operationswunde) durch direkte Naht. **b** PS-Heilung. Die Wunde wird offen belassen und verschließt sich spontan. Breite Narbenbildung. **c** PS-Heilung mit Sekundärnaht. Nach einer Selbstreinigungsphase wird die Wunde ausgeschnitten und direkt verschlossen

direkt) heilen. Die gebräuchlichen Abkürzungen sind dafür „pp-" bzw. „ps-Heilung" (Abb. 59).

Die pp-Heilung wird sich bei direkter Wundrandadaptation nach einer frischen Verletzung einstellen. Dies kann nur bei sauberen Wunden durchgeführt werden, da anderenfalls durch Sekretretention eine Infektion befürchtet werden muß. (Beispiel: Die operativ gesetzte Hautwunde wird direkt verschlossen und heilt im Normalfall pp.) Eine Verletzung, die als verschmutzt angesehen werden muß, wird man der spontanen Wundheilung überlassen (Beispiel: Kriegswunde, veraltete Verletzung). Nach einer Selbstreinigungsphase bildet sich am Wundgrund Granulationsgewebe, das später epithelisiert werden wird. Dieser spontane Verlauf kann vom Chirurgen abgekürzt werden, indem nach einer gewissen Zeit der Reinigung eine Exzision durchgeführt wird. Damit wird ein sekundärer direkter Verschluß der Wundränder ermöglicht.

Die an der Hautwunde schematisch dargestellten Heilungsvorgänge gelten im Prinzip für alle Gewebe, insbesondere auch für die *Knochenheilung:*

Eine primäre Knochenheilung nach einer Fraktur kann sich einstellen, wenn die Fraktur mit einer stabilen Osteosynthese versehen wurde. Man nennt diese Art von Frakturheilung primär angiogene Knochenheilung. Im Röntgenbild wird keine Kallusmuffe zur Frakturfixation sichtbar. Bei der konservativen Frakturbehandlung hingegen ist stets ein kräftiger Mantel aus neu gebildetem Knochen zu erkennen. Dieser übernimmt die provisorische Fixation der Fraktur und ermöglicht so auf indirektem Weg die Knochenheilung (Abb. 60).

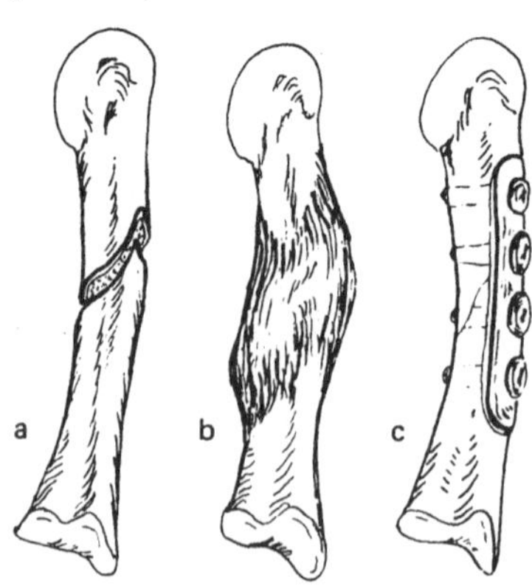

Abb. 60a–c. pp- und ps-Knochenheilung. **a** Fraktur des Mittelhandknochens. **b** Konservative Therapie: Bildung einer Kallusmuffe. **c** Operative Therapie. Durch stabile Osteosynthese pp-Heilung ohne Kallus

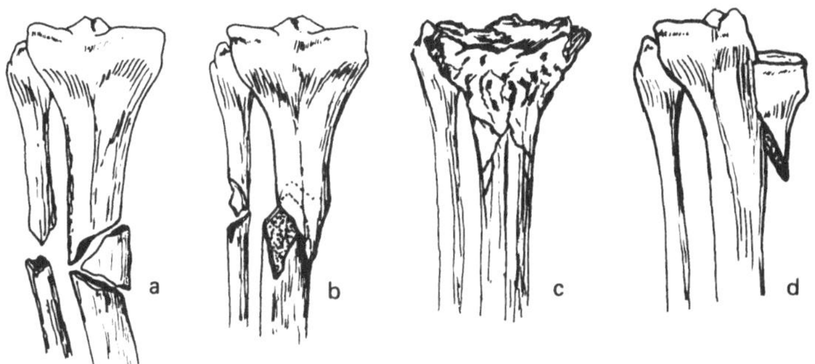

Abb. 61a–d. Einteilung der Frakturen aufgrund der Einwirkung von außen. **a** Biegungsfraktur. **b** Torsionsfraktur. **c** Impressionsfraktur. **d** Abscherfraktur

3.2. Frakturen

Symptome:
- Schmerz,
- Schwellung,
- Deformation,
- Funktionseinschränkung,
- falsche Beweglichkeit,
- Krepitation (Knochenreiben).

3.2.1 Einteilung und Klassifizierung

Verschiedene Kriterien können zur Fraktureinteilung herbeigezogen werden.

a) Einteilung der *äußeren Einwirkung* (Abb. 61):
- direkte Gewalt
- indirekte Gewalt
- Spontanfrakturen
- Ermüdungsbruch
- pathologische Frakturen

Bei der pathologischen Fraktur (s. auch 2.2) besteht eine vorgeschädigte Knochenpartie, die ohne adäquate Gewalteinwirkung zur Fraktur führt (Abb. 62).

Ermüdungsbrüche können bei dauernder Belastung auftreten, z.B. am Mittelfußknochen die sog. Marschfraktur.

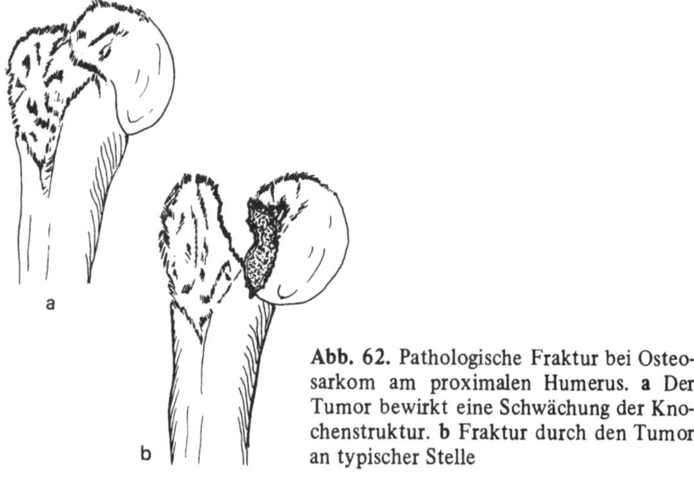

Abb. 62. Pathologische Fraktur bei Osteosarkom am proximalen Humerus. **a** Der Tumor bewirkt eine Schwächung der Knochenstruktur. **b** Fraktur durch den Tumor an typischer Stelle

b) Einteilung aufgrund der *Erscheinungsform* (Abb. 63).
c) Einteilung aufgrund der Beziehung zu den *Weichteilen:*
– geschlossen
– offen
1. Grad: Knochen durchspießt Haut von innen
2. Grad: Fraktur mit Hautverletzung von außen
3. Grad: Fraktur mit Hautzerfetzung und ausgedehnten Weichteilverletzungen.

3.2.2 Therapie der Frakturen

Ziel: Wiederherstellung der Funktion und Form der verletzten Extremität.
Vorteile der *konservativen* Behandlung von Frakturen:
– keine zusätzliche Infektgefahr;
– keine zusätzliche Verschlechterung der evtl. ohnehin prekären Durchblutung bei Stückfrakturen und deshalb weniger Nekrosegefährdung einzelner Fragmente;
– keine Weichteilschädigung;
– keine Gefahr der (seltenen) metallinduzierten Komplikationen (Überempfindlichkeit);
– keine Metallentfernung.

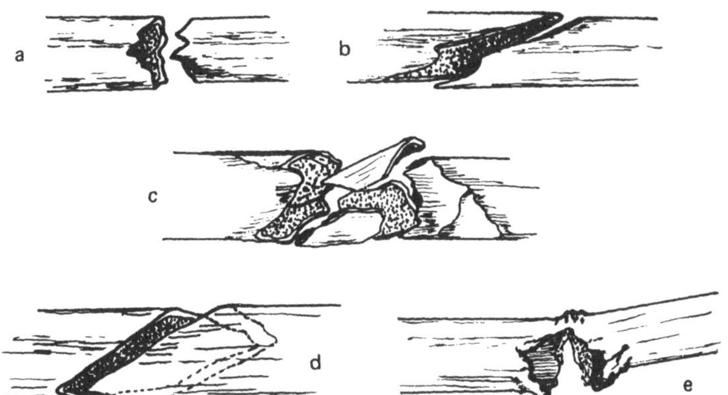

Abb. 63a–e. Einteilung der Frakturen aufgrund der Erscheinungsform. **a** Querfraktur. **b** Schrägfraktur. **c** Trümmerfraktur. **d** Spiralfraktur. **e** Grünholzfraktur beim Kind

Vorteile der *operativen* Frakturbehandlung:

- perfekte Reposition der Fragmente auch bei Repositionshindernissen wie z.B. interponiertem Muskel möglich, da unter Sicht operiert wird;
- primäres Einbringen von Knochentransplantat bei pseudarthrosegefährdeten Frakturen ohne wesentlichen Mehraufwand;
- Frühmobilisation und damit Verhinderung von Immobilisierungsschäden vor allem bei älteren Patienten (Embolien, Thrombosen, Pneumonien, Dekubitus, Muskelatrophie und Gelenkversteifung);
- i. allg. kürzere Hospitalisationsdauer.

Eine gesonderte Stellung nehmen die Frakturen bei Kindern ein. Hier wird man sich, vertrauend auf die Wachstumspotenz des jungen Knochens, meistens für die konservative Therapie entschließen. Eine Ausnahme bilden die Gelenkfrakturen, die eine anatomisch perfekte Rekonstruktion erfordern (s. Kap. Kinderfrakturen).

3.2.2.1 Konservative Therapie

Auch wenn heute in zunehmendem Maße die operative Frakturbehandlung an Anhängern gewinnt, hat die konservative Methode in gewissen Fällen nach wie vor vorherrschende Bedeutung. In den meisten Fällen besteht bei einer Fraktur eine Verschiebung der Knochenanteile. Diese wird verursacht durch die Muskelkräfte, die

die nun aus der Verankerung gelösten Knochenteile in eine Fehlstellung ziehen. Die Therapie mit dem Ziel der Wiederherstellung der Funktion und Gestalt hat deshalb mit einer Einrichtung (Reposition) der Knochenenden in die ursprüngliche Stellung zu beginnen. Diese Reposition wird wegen der Schmerzhaftigkeit vor allem des verletzten Periosts (Knochenhaut) in der Regel in Narkose durchgeführt. Dadurch erreicht man nicht nur Schmerzfreiheit sondern auch Erschlaffung der muskulären Spannung. Mit manueller Kraft des Arztes wird nun die Fehlstellung unter Zug behoben. Der nächste Schritt der Therapie besteht in der Fixation der erreichten Reposition; dies wird meistens mittels eines Gipsverbands durchgeführt. Durch diese Schienung der verletzten Extremität wird eine relative Ruhigstellung gleichzeitig mit einer Schmerzfreiheit erreicht. Die einander angenäherten Knochenenden können sich dank der natürlichen Heilungstendenz wieder zu einem tragfähigen Element ausbilden. Eine spezielle Behandlungsart der konservativen Frakturbehandlung mit Gips ist die Technik nach Dehne-Sarmiento. Bei Unterschenkelschaftbrüchen, die einen annähernd queren Verlauf haben, kann durch Anlegen eines besonders straffen Gipsverbands das Bein bereits einige Tage nach dem Unfallereignis belastet werden. Es eignen sich jedoch nur ausgewählte Fälle, und diese bedürfen wegen der Gefahr der Druckschädigung oder des späteren Abrutschens der Fragmente einer speziellen ärztlichen Überwachung.

Einige Frakturen sind durch ihre anatomische Lage nicht für eine Gipsfixation geeignet, so z.B. die Frakturen der Zehen oder des Beckens. In diesen Fällen erfolgt die Behandlung oft ohne äußere Fixation.

Kann die Reposition mittels Gipsfixation nicht genügend stabilisiert werden und besteht weiterhin die Gefahr der Verschiebung, steht die Extensionsbehandlung zur Verfügung. Durch die gezielte Zugrichtung und durch Anbringen von Drehpunkten mit geeigneten Unterlagen, kann eine Fraktur am liegenden Patienten in der richtigen Stellung gehalten werden (Abb. 64). Zur Befestigung der Extension an der verletzten Extremität werden Schrauben oder dicke Nägel verwendet. Dünne Drähte eignen sich weniger, da diese durch einen Spannbügel starr mit der Extension verbunden sind und sich dadurch bei jeder Bewegung des Patienten im Knochen drehen. Durch diese stetige Unruhe wird die Gefahr einer Osteitis erheblich vergrößert.

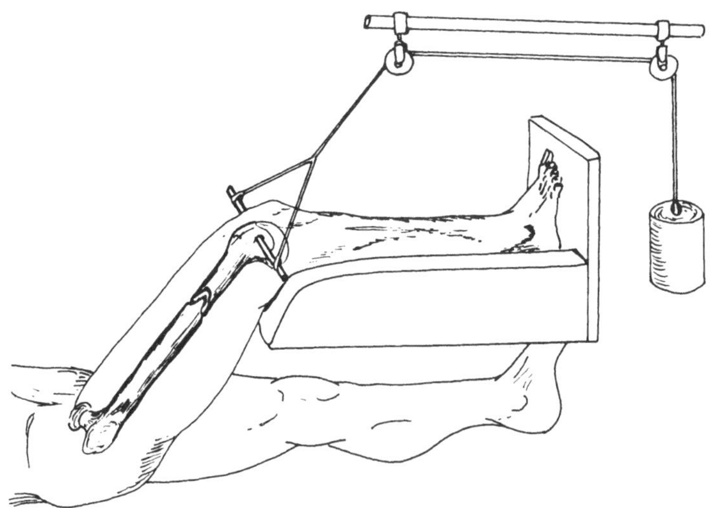

Abb. 64. Extension bei Femurfraktur. Durch Zug in der Längsachse können die Fragmente bis zur Kallusbildung in korrekter Position gehalten werden

Erst wenn die Fraktur soweit „gefaßt" hat, daß ein spontanes Abrutschen der Fragmente nicht mehr befürchtet werden muß, kann ein Gipsverband angelegt werden, meist in der Form eines Gehgipses, der bis zum völligen Ausheilen der Fraktur belassen wird. In dieser Zeit wird eine Belastung der verletzten Extremität von 10–15 kg mit Gehen an Stöcken erlaubt.

3.2.2.2 Operative Therapie

Die Grundlage der modernen operativen Therapie ist die Osteosynthese, d.h. die operative Frakturbehandlung mit Fixation der Knochenfragmente gegeneinander. In der Regel werden dazu Metallimplantate wie Schrauben, Platten, Nägel u.a. verwendet, die auf die Fraktur Kompression ausüben können (Abb. 65). Damit kann eine anatomische sowie stabile Fixation erreicht werden, die ein frühzeitiges Bewegen der verletzten Extremität erlaubt. Durch das korrekte Anwenden der Prinzipien der modernen Osteosynthesetechnik konnten die früher häufig beobachteten Komplikationen wie Fehlstellung, Pseudarthrose, Versteifung u.a. auf ein Minimum

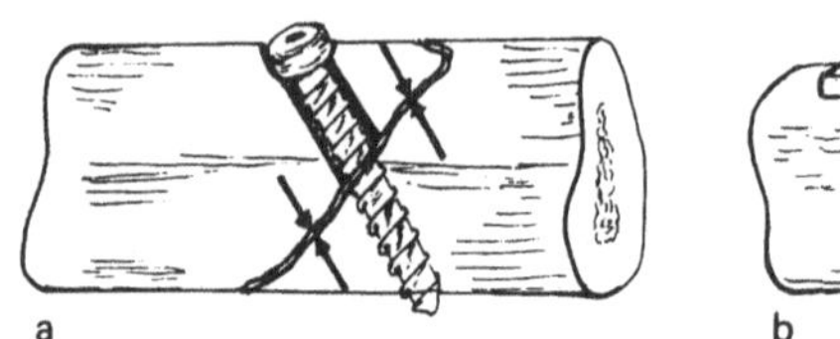

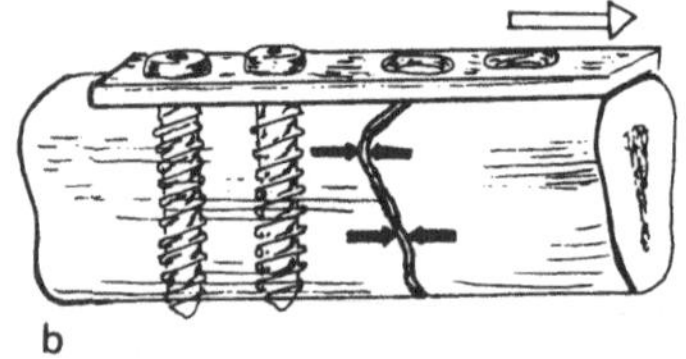

Abb. 65a, b. Prinzip der stabilen Osteosynthese: Der Frakturspalt wird mittels Schraube **a** oder Platte **b** unter Druck gesetzt

reduziert werden. Auch bei relativ einfachen technischen Anwendungen der Osteosynthese mit Verschraubung ist für eine optimale Versorgung des Bruchs eine differenzierte Indikationsstellung nötig. So müssen ähnliche Frakturen oft völlig verschieden behandelt werden (Abb. 66).

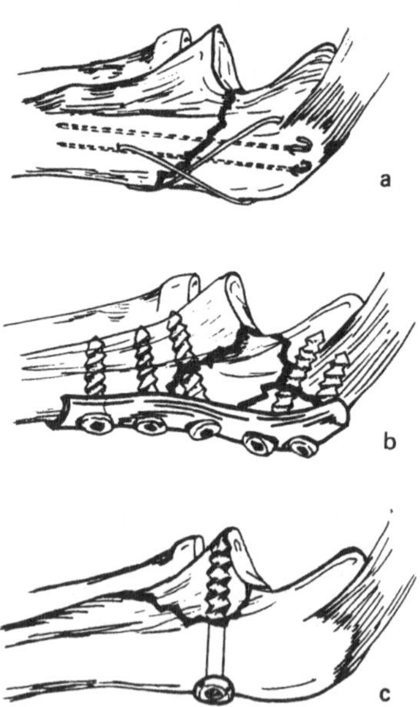

Abb. 66a–c. Beispiele verschiedener Osteosynthesen bei ähnlichen Frakturen am Olecranon. **a** Kurze Schrägfraktur: Zuggurtung. Kompression wird durch die Muskelaktion erzeugt. **b** Mehrfragmentfraktur: Plattenosteosynthese mit Zugschraube. **c** Abrißfraktur: Zugschraube

Möglichkeiten der Osteosynthese:

Fixation der Fragmente

intramedullär	*extramedullär*	*extraossär*
– Nagelung	– Platten	– Fixateur externe
– Bündelnagelung	– Schrauben	
	– Drahtfixation	

Intramedulläre Fixation

Marknagelung: Der am häufigsten verwendete Marknagel basiert auf einem Modell, das von einem Herrn Küntscher entworfen wurde und von der Arbeitsgemeinschaft für Osteosynthesefragen (AO) vervollkommnet wurde. Er ist hohl und weist ein Kleeblattprofil im Schnitt auf, wodurch mit möglichst wenig Material eine optimale Stabilität erreicht werden kann. Dadurch, daß der Nagel durch verschiedene vorhandene Größen und Dicken genau in die Markhöhle eingepaßt werden kann, bewirkt er eine elastische Verklemmung der Fragmente und bietet eine sog. innere Schienung. Damit ist auch eine frühe Belastung ermöglicht, wodurch die Fraktur zusätzlich unter Druck gesetzt wird. Naturgemäß eignet sich deshalb der Marknagel nicht für ausgedehnte Trümmerfrakturen sondern für kurze Quer- oder Schrägbrüche im mittleren Tibia- bzw. Femurdrittel.

Technik: Es werden i. allg. 2 Schnitte angelegt. Eine Inzision dient dazu, die Nageleinschlagstelle freizulegen. Am Ort der Fraktur wird ein weiterer Schnitt durchgeführt, damit unter Sicht anatomisch exakt reponiert werden kann. Der Markraum selbst wird von der proximalen Öffnung so vorbereitet, daß mit einer speziellen Bohrwelle nach und nach auf das notwendige Kaliber aufgebohrt werden kann. Nach einer ausgiebigen Spülung wird der Nagel mit dem Einschlaggerät über eine Führung in den Markraum hineingetrieben.

Entsprechend den anatomischen Erfordernissen unterscheidet man in der Form einen Tibia- bzw. Femurmarknagel, wobei der erstere proximal etwas angebogen ist, während der Nagel für den Oberschenkel die für diesen Knochen typische gleichmäßige Krümmung aufweist (Abb. 67).

Bündelnagelung: Diese Methode wird vor allem bei älteren Patienten bei pertrochanteren Frakturen durchgeführt. Durch Einführen mehrerer Nägel in den Markraum kann die Fraktur gefestigt werden. Die elastischen Nägel bieten Halt durch die Abstützung proximal sowie eine Federwirkung durch seitliche Abstützung.

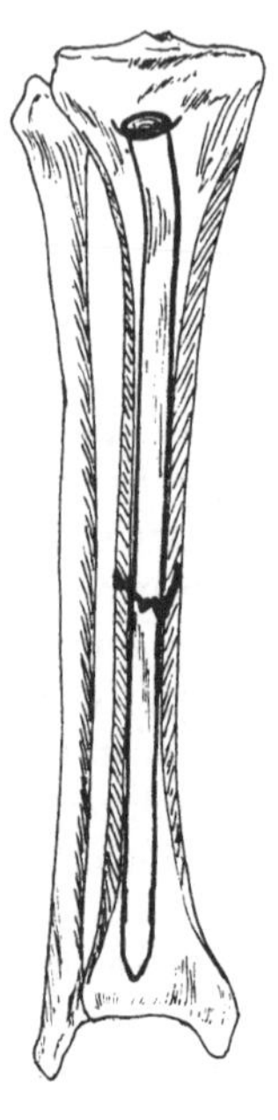

Abb. 67. Tibiamarknagel

Sowohl die Reposition als auch die Fixation sind jedoch i. allg. nicht perfekt (Abb. 68).

Technik: Unter Röntgenkontrolle werden die Nägel (3–5 je nach Kaliber des Knochens) durch eine Öffnung im distalen Femur nach proximal getrieben. Vorrangig wird die Verkürzung, bedingt durch die Fraktur, auf einem geeigneten Extensionstisch korrigiert.

Eine weitere Anwendung der Bündelnagelung ist die Methode nach Hackethal, bei der am Oberarmknochen wiederum von distal nach proximal einige federnde Nägel in den Markraum getrieben werden.

Seltener werden intramedulläre Fixationen an den Vorderarmknochen oder an der Fibulaspitze („Oberholzernagel") verwendet.

Extramedulläre Fixation

Bei dieser Art der Osteosynthese wird die Fixation durch Metallkörper erreicht, die dem Knochen anliegen (Platten) oder von außen angebracht werden können (Schrauben, Drähte).

Das Ziel ist, durch diese Metallimplantate einen Druck auf die Frakturstelle auszuüben und so eine primär angiogene Knochen-

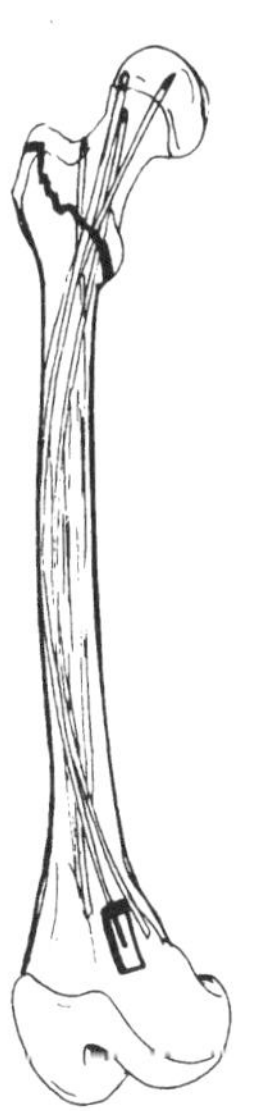

Abb. 68. Bündelnagelung nach Ender bei pertrochanterer Femurfraktur

heilung zu ermöglichen. Im Röntgenbild wird also kein Kallus sichtbar sein, da sich der Knochen dabei nicht über eine bindegewebige Vorstufe bildet. Zusätzlich garantiert die stabile Fixation genügend Festigkeit, daß die operierte Extremität belastungsfrei früh mobilisiert werden kann und somit Immobilisierungsschäden weitgehend ausgeschlossen werden können.

Die Arbeitsgemeinschaft für Osteosynthesefragen kann sich des unzweifelhaften Verdiensts rühmen, die unüberblickbare Anzahl von Implantaten standardisiert und vereinfacht zu haben, so daß heute für jede erdenkliche Situation geeignete Materialien zur Verfügung stehen. Im wesentlichen werden folgende Implantate verwendet:

1. Schrauben (Abb. 69):

Spongiosaschraube: Durch großes Gewinde Halt im spongiösen Knochen; Durchmesser: 6,5 mm (normal), 4,0 mm (klein), Malleolarschrauben; Gewinde: lang, kurz, selbstschneidend.

Kortikalisschraube: Kleines enges Gewinde, Halt in der harten Kortikalis; Durchmesser: 4,5 mm (normal), 3,5 bzw. 2,7 mm (klein), 2,0 bzw. 1,5 mm (mini).

2. Platten (Abb. 70):

Gerade Platten: Breite Ausführung (Femur) und schmale (Tibia).

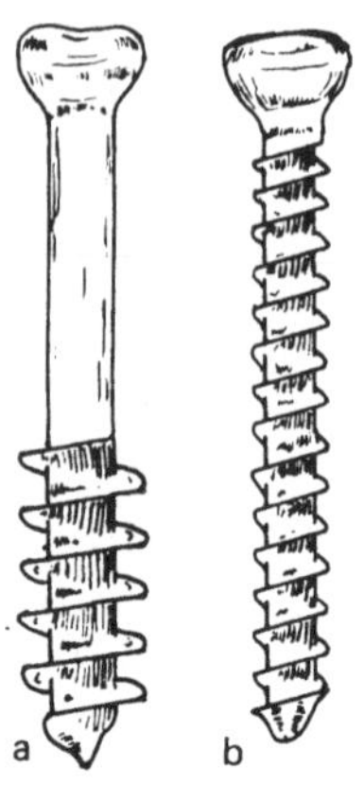

Abb. 69a, b. Gebräuchliche Schrauben. **a** Spongiosaschraube. **b** Kortikalisschraube

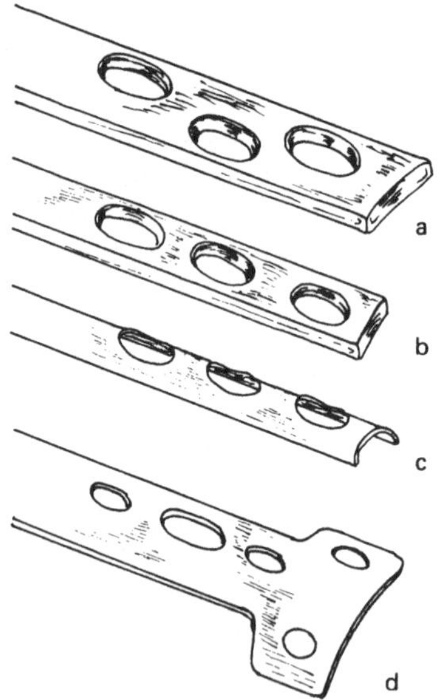

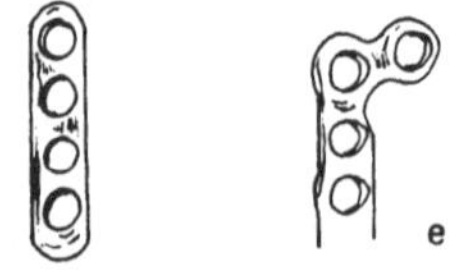

Abb. 70a–e. Platten zur Osteosynthese. **a** Breite Platte (z.B. Femur). **b** Schmale Platte (z.B. Tibia). **c** Halbrohrplatte (z.B. Fibula). **d** „T"-Platte (z.B. Tibiakopf). **e** Spezialplättchen (z.B. Finger)

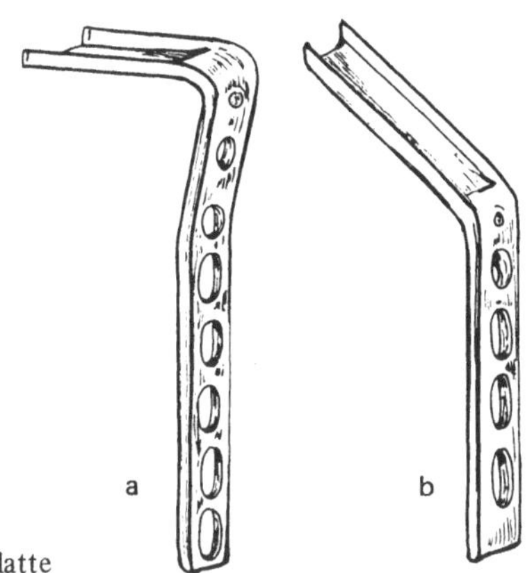

Abb. 71a, b. Winkelplatten.
a Kondylenplatte. **b** 130°-Winkelplatte

Rohrplatten: Je nach Größe Halbrohr-, Drittelrohr-, Viertelrohrplatten. Anwendung dort, wo Zugkräfte wirken. Spanngleitlochplatten. Universalplatten in verschiedenen Größen. Durch ovale Form der Schraubenlöcher kann ohne Zusatzinstrumente Kompression ausgeübt werden. Spezielle Platten: T-Platten, L-Platten, Kleeblattplatten, Kreuzplatten. Für spezielle, meist im metaphysären Bereich gelegene Frakturen.
Winkelplatten: Kondylenplatten (Abb. 71); Winkelplatten 120° und 130°, Rechtwinkelplatten.

3. Drahtfixationen:
Mittels geeignet angelegter Drahtschlingen, evtl. in Kombination mit Spickdrähten, wird eine dynamische Kompression erreicht (Abb. 72). Durch die Muskelreaktion entsteht eine Kompression im Frakturspalt.

4. Äußere Fixation:
Bei dieser Art der Osteosynthese wird mittels Fixateur externe, einem System von Stangen und Nägeln, die Fraktur von außen fixiert. Der Fixateur externe übernimmt dabei die Kräfte, die sonst auf den frakturierten Knochen wirken würden. Zusätzlich kann durch gegenseitiges Verspannen der Nägel Kompression auf die Fraktur ausgeübt werden. Der Vorteil dieser Methode besteht darin, eine stabile Fixation zu erreichen, ohne unmittelbar in die Fraktur Metall einbringen oder bereits geschädigte Weichteile noch weiter traumatisieren zu müssen (Abb. 73).

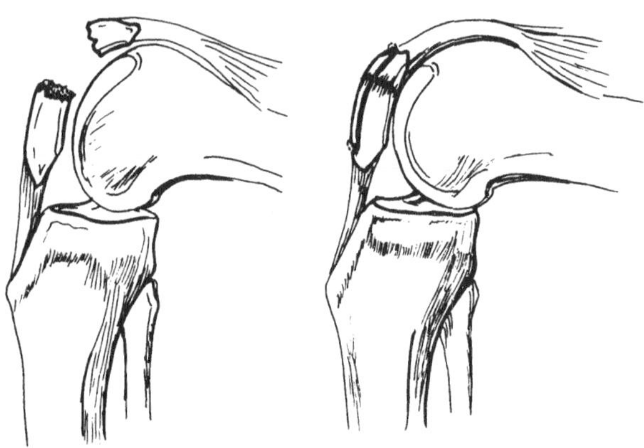

Abb. 72. Fragmentfixation der Patella nach dem Zuggurtungsprinzip. Durch Flexion des Knies durch Muskelkraft wird die Fraktur unter Kompression gesetzt

Die Anwendungsbreite des Fixateur externe ist sehr vielseitig: In der Traumatologie, vor allem bei offenen Frakturen mit schlechten Weichteilverhältnissen oder bei infizierten Pseudarthrosen, in der Orthopädie für Osteotomien, Arthrodesen usw.

Allgemeines zur operativen Therapie

Die Vorteile und die guten Resultate der operativen Frakturbehandlung rechtfertigen diese in den meisten Fällen. Es darf jedoch nicht übersehen werden, daß eine Operation ein tiefgreifender Eingriff in das Gleichgewicht des Körpers darstellt. Dementsprechend ist die Komplikationsgefahr, verursacht durch die Operation, erheblich. Um dieses Risiko so klein wie möglich zu halten, müssen einige Anforderungen erfüllt sein, ehe man zum Messer greift.

Patient. Es ist oft verhängnisvoll, nur die Verletzung am Bein zu beurteilen, wenn gleichzeitig schwere Verletzungen des Bauchs oder des Kopfs bestehen. Da die Frakturen in den seltensten Fällen unmittelbar lebensbedrohend sind, entscheiden oft die übrigen Verletzungen, ob die Fraktur operativ oder konservativ versorgt werden muß. Selbstredend spielen der Allgemeinzustand sowie das Alter des Patienten eine ausschlaggebende Rolle in der Wahl der Therapie. Die soziale Situation und die Beschäftigung sind weitere Faktoren, die berücksichtigt werden müssen.

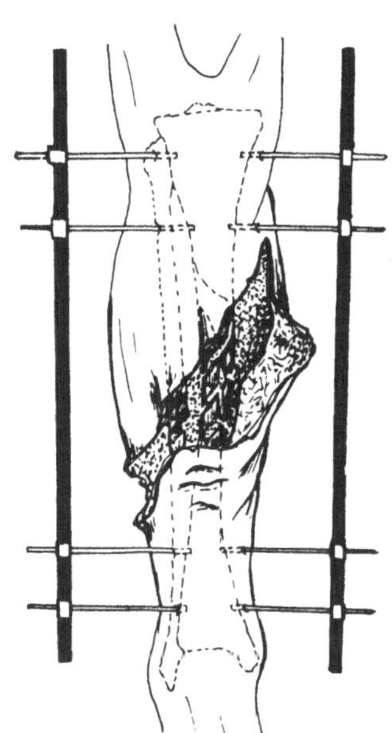

Abb. 73. Fixateur externe bei Tibiatrümmerfraktur und ausgedehnter Weichteilschädigung

Einrichtung. Neben ausreichend geschultem Personal, ohne das eine notfallmäßige Operation nicht durchgeführt werden kann, müssen moderne Operationssäle zur Verfügung stehen. Diese haben den heutigen Anforderungen der Asepsis vollauf zu genügen. Speziell die Gelenkersatzoperationen mit hohem Infektrisiko sollten nur unter optimalen Bedingungen durchgeführt werden. Ideal sind die sog. Sterilboxen, eine Art Operationssaal im Operationssaal. Durch allseitige Abtrennung des Operationsteams und der Instrumentierschwester, die zudem noch über ein separates Lüftungssystem atmen, kann eine praktisch keimfreie Operationsumgebung geschaffen werden (Abb. 74). Zusätzlich besteht hier der Vorteil, daß Zuschauer ungehindert durch die Glaswand den Ablauf der Operation verfolgen können, ohne damit die Zahl der Keime im Operationsgebiet zu erhöhen. Falls keine Sterilbox zur Verfügung steht, kann im konventionellen Großraumoperationssaal durch eine Trennwand die Luftkeimzahl erheblich verringert werden (Abb. 75), wenn damit die Personenzahl in unmittelbarer Operationsumgebung reduziert wird.

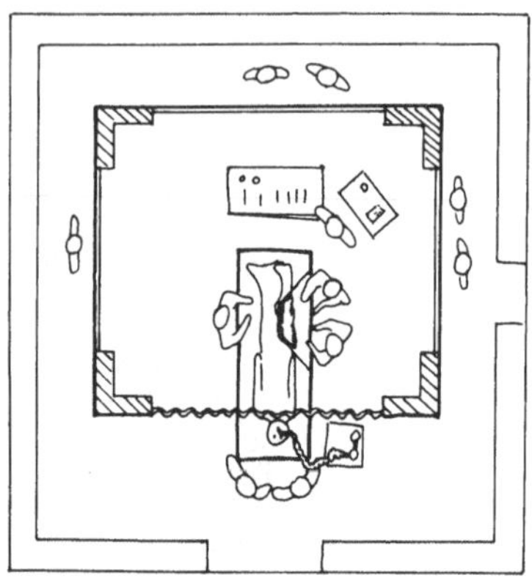

Abb. 74. „Sterilbox". In unmittelbarer Nähe des Operationsfeldes befinden sich nur Operateur, Assistenten und Operationsschwester. Zur Keimfreiheit trägt zusätzlich eine spezielle Belüftungstechnik (laminar flow) bei

Vorbereitung und Ablauf der Operation. Nach Diagnosestellung der Verletzung wird noch in der Notfallstation eine kurze Allgemeinanamnese sowie eine allgemeine Untersuchung durchgeführt.

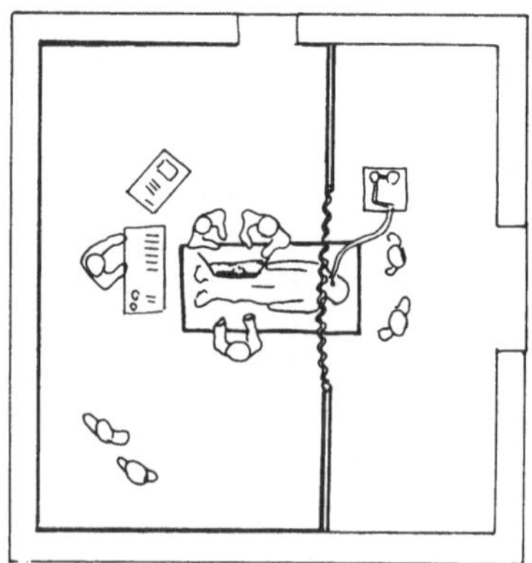

Abb. 75. Einfache und wirksame Möglichkeit, den konventionellen Operationssaal zu verbessern: Trennwand, kombiniert mit Reinraumbelüftungstechnik

Der Anästhesist wird hinzugezogen, um über die Art der durchzuführenden Narkose zu entscheiden. Bestimmen der wichtigsten Laborwerte und Messen des Blutdrucks sind Routinemaßnahmen, die vor jedem Eingriff durchgeführt werden. Um Medikamente intravenös verabreichen zu können, wird auch stets eine Infusion angelegt. Aufgabe des Operateurs ist es, den allfälligen Blutverlust abzuschätzen und notfalls Blutersatz zu bestellen. Nun wird die zu operierende Stelle gereinigt und, falls nötig, rasiert. Offene Frakturen werden erst im Operationssaal unter sterilen Bedingungen gereinigt.
Während diese Vorbereitungen ausgeführt werden, hat sich der Operateur anhand des Röntgenbilds für die Art der durchzuführenden Osteosynthese zu entscheiden. Im Operationssaal wird am narkotisierten Patienten die verletzte Extremität erneut desinfiziert und mit sterilen Tüchern bis auf das Operationsfeld abgedeckt. Um die Haut als Infektionsquelle möglichst vollständig auszuschließen, wird diese zusätzlich mit einer Plastikfolie abgedeckt. Der Operateur und sein Assistent sowie die Instrumentierschwester werden nun ebenfalls steril eingekleidet. Doppelte Gummihandschuhe bedecken die Hände des Operateurs.
An geeigneter Stelle wird nun der Hautschnitt durchgeführt und durch die Weichteile die Fraktur direkt dargestellt. Bei Bedarf wird zur Kontrolle zusätzlich ein Durchleuchtungsgerät verwendet. Der nächste Schritt besteht in der Reposition der Fraktur. Mittels Zangen, Drähten und evtl. Spanngeräten wird versucht, die Knochenstücke in die ursprüngliche Lage zu bringen. Fixiert wird die Reposition mittels Schrauben und Platten. Anschließend wird die Festigkeit der Fixation überprüft, um das postoperative Vorgehen festzulegen: Gipsfixation, belastungsfreie Mobilisation oder Teilbelastung. Vor dem Wundverschluß werden dünne Schläuche eingelegt, die anschließend mit Saugdrainagen verbunden werden. Sie verhindern postoperativ die Entstehung eines Blutergusses im Operationsgebiet. Die verschlossene Wunde wird mit sterilen Gazen abgedeckt.

Postoperatives Vorgehen. Es gibt keine postoperativen „Prinzipien". Nur der Operateur ist in der Lage, einen sinnvollen Plan aufzustellen, da nur er die Festigkeit der Fixation, den Zustand der Weichteile usw. beurteilen kann. Das folgende soll nur als grobes Schema gelten.

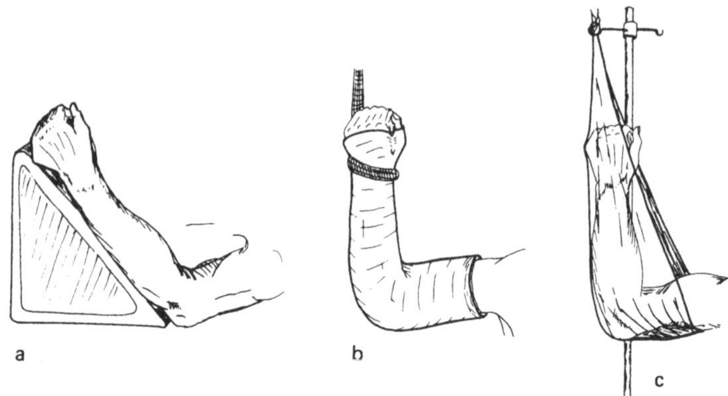

Abb. 76a–c. Möglichkeiten zur Hochlagerung der oberen Extremität. **a** Mittels Keil, der dem Patienten ins Bett gelegt werden kann. **b** Mittels elastischer Binde bei zirkulären Gipsen. **c** Mit Armsack. Bei **b** und **c** ist eine problemlose Mobilisation des Patienten möglich

Eine operierte Extremität wird nach Möglichkeit hoch gelagert. Es können so eine übermäßige Schwellung und damit vermehrte Schmerzen verhindert werden (Abb. 76, 77). Unmittelbar postoperativ kommt der Patient in eine Aufwachstation. Hier werden die Kontrollen der vitalen Funktionen intensiv durchgeführt, damit allfällige Komplikationen sofort erkannt und bekämpft werden können. Dies liegt im Verantwortungsbereich des Anästhesiearztes. Er entscheidet auch, wann der Patient auf die Station verlegt werden kann und wie die Kontrollen von Puls, Blutdruck, Ausscheidung, Temperatur usw. durchgeführt werden sollen. Wurde ein Gips angelegt, ist besonders auf die Blutzirkulation in der operierten Extremität zu achten. Druckstellen im Gips können, wenn nicht rechtzeitig erkannt, katastrophale Folgen haben. Beweglichkeit und normaler Berührungssinn sind weitere Punkte, die beachtet werden müssen.

Gewöhnlich werden die Saugdrainagen am 2. Tag entfernt, da sie bei längerem Verweilen zu Infektionsherden werden können. Der Beginn der Mobilisation aus dem Bett ist abhängig von der Operation. Er fällt gewöhnlich auf den 2.–5. postoperativen Tag. Die Fadenentfernung kann normalerweise am 10.–12. Tag durchgeführt werden. Als zweckmäßig hat es sich erwiesen, dem Patienten den weiteren Behandlungsplan in schriftlicher Form mitzugeben: Wie

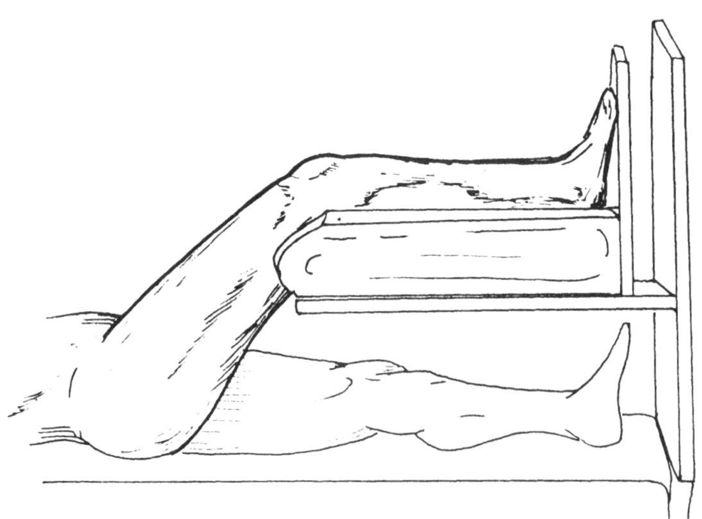

Abb. 77. Hochlagerung der unteren Extremität mit schaumstoffgepolsterter Schiene

lange nicht belastet, wie lange an Stöcken mit 10–15 kg teilbelastet, wann vollbelastet und wann die Arbeit wieder aufgenommen werden darf, sollte nach Möglichkeit am Entlassungstag aus dem Krankenhaus festgelegt sein. Eine umfassende Betreuung des Patienten schließt auch die Organisation eines evtl. notwendigen Kuraufenthalts oder der Aufnahme in ein Pflegeheim noch während der Hospitalisation mit ein. Gewöhnung an Hilfsmittel (Prothesen, Gehhilfen) und allfällige berufliche Umschulungen haben möglichst frühzeitig und mit dem notwendigen Taktgefühl zu erfolgen.

3.2.3 Lokale Frakturkomplikationen

3.2.3.1 Infektion

Eine Infektion kann immer dann auftreten, wenn durch Zerstörung der natürlichen Barriere der Haut eine Eintrittspforte für Bakterien besteht. Dies trifft vor allem bei offenen Frakturen zu, bei denen nicht nur der Schutz der Haut unterbrochen wurde, sondern zusätzlich Keime von außen in die Wunde gebracht werden (z.B. drittgradige offene Fraktur). Bei der operativen Frakturbehandlung oder beim Einbringen von Nägeln zur Extension wird ebenfalls die Haut eröffnet und somit eine mögliche Infektionsquelle geschaffen. Oft wird dabei übersehen, daß nicht nur unmittelbar während der Operation bei offener Wunde Keime eindringen können, sondern dies auch später durch die Fadenlöcher bei geschlossener Wunde möglich ist.

Das Risiko einer Infektion kann nur durch Operieren unter sterilen Bedingungen bzw. postoperativ durch möglichst sterile Wundpflege gesenkt werden. Bei offenen Frakturen ist die prophylaktische Gabe von Antibiotika unerläßlich.

Die meist langwierige Therapie der Knochentzündung besteht in konsequenter Ruhigstellung der betroffenen Extremität. Eine Knocheninfektion kann erst ausheilen, wenn darüber eine gesunde Weichteildecke besteht. Dies erfordert separate Eingriffe mit Ausschneiden von totem Gewebe, Hautverpflanzungen usw. Antibiotika müssen spezifisch gegen den betreffenden Keim verordnet werden. Da die Infektion dazu neigt, Knochen zu zerstören, ist oft auch eine Knochenverpflanzung notwendig (s. 2.3).

3.2.3.2 Fehlstellung

Eine Heilung in falscher Stellung kommt bei konservativer und operativer Therapie mit fehlerhafter Technik vor.

Durch unphysiologische Belastungen, die durch die Veränderung der Achse entstehen, kommt es zu frühzeitiger Abnutzung und Arthrose der benachbarten Gelenke. Zur Verhinderung dieser sog. posttraumatischen Arthrose muß, vor allem an der unteren Extremität, bei Fehlstellung eine Korrekturosteotomie durchgeführt werden. Durch die wesentlich geringere statische Belastung an den Armen können hier entsprechend größere Achsabweichungen toleriert werden.

3.2.3.3 Pseudarthrose (Abb. 78)

Unter Pseudarthrose versteht man ein Falschgelenk nach Unterbrechung der Knochenkontinuität. Es entsteht durch Ausbleiben der knöchernen Vereinigung der Knochenfragmente. Ursache kann eine falsche Osteosynthesetechnik oder mangelhafte

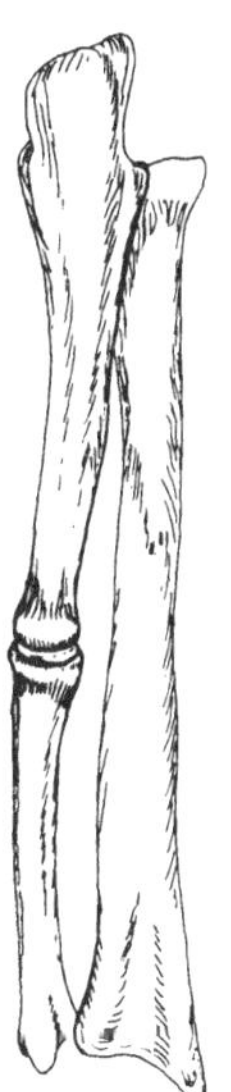

Abb. 78. Falschgelenk (Pseudarthrose) der Ulna nach Fraktur

Gipsfixation sein, da bei einer dauernden Unruhe im Frakturspalt keine feste Verbindung auftreten kann. Ebenfalls zur Pseudarthrose kommt es, wenn die Knochenenden abgestorben sind, was nach Splitterbrüchen mit ausgedehnter Weichteilschädigung oder nach Infekten beobachtet werden kann. Eine weitere Ursache der Pseudarthrose ist der fehlende Knochenkontakt der beiden Enden, z.B. bei eingeklemmtem Muskel oder wenn in der Extension zuviel Gewicht angehängt wurde.
Die Behandlung richtet sich nach Lokalisation, Form und Vitalität der Pseudarthrose. Prinzipiell muß aber stets auf Ruhigstellung und Kompression der Pseudarthrose geachtet werden. Bei mangelhafter Durchblutung der Knochenenden kann eine Knochenverpflanzung notwendig werden. Dabei werden dem Patienten am Becken Knochenspäne entnommen, die an der pseudarthrotischen Stelle angelagert werden und damit als Durchblutungsförderer und Knochenbildner wirken können (Abb. 79). Liegt eine infizierte Pseudarthrose vor, muß zuerst die Weichteilsituation saniert werden, kombiniert mit einer gezielten Antibiotikatherapie.

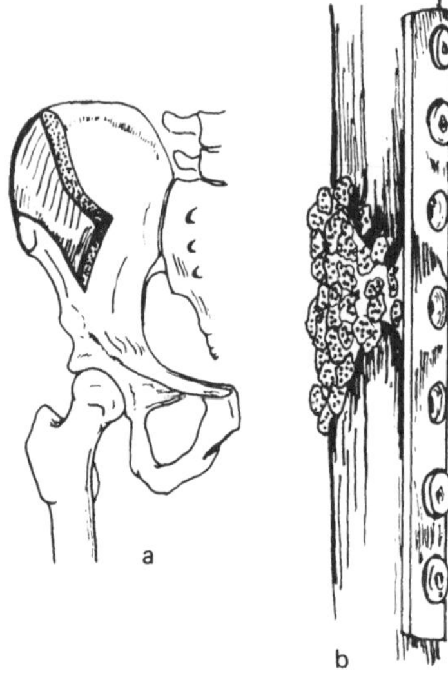

Abb. 79a, b. Spongiosaplastik. **a** Entnahmestelle am Becken. Aus dem gewonnenen Knochen werden kleine Stücke angefertigt. **b** Anlagern der Spongiosa an der Pseudarthrose. Zusätzliche Fixation mit Platte

3.2.3.4 Sudeck-Dystrophie

Es handelt sich dabei um dystrophische Veränderungen an Knochen und Weichteilen, verursacht durch Schmerz einerseits und Disposition zu einer veränderten Reaktion des vegetativen Nervensystems andererseits. Die krankheitsauslösende Schmerzursache ist dabei unspezifisch und kann durch eine Fraktur, Erfrierung, Entzündung u.a. hervorgerufen werden. Das klassische Erscheinungsbild einer Sudeck-Dystrophie ist gekennzeichnet durch eine irreversible Schädigung der Extremität mit kalter atrophischer Haut, ausgefallenen Haaren und versteiften Gelenken bei atrophischem, glasdünnem Knochen.

3.2.3.5 Logensyndrom

Im menschlichen Körper werden die einzelnen Muskelgruppen, die ähnliche Bewegungsfunktionen haben, durch sog. Faszien gebündelt. Dadurch entstehen einzelne Kompartimente (= Logen), die in sich eine abgeschlossene Einheit bilden. Tritt nun in der Nähe einer solchen Loge eine Verletzung oder Prellung auf, schwillt

der Muskel an. Dadurch entsteht eine Volumenvermehrung, der die derbe Faszie entgegenwirkt. Dadurch werden der Muskel und die übrigen anatomischen Strukturen im entsprechenden Kompartiment unter Druck gesetzt, was eine Drosselung der Blutzufuhr und somit ein weiteres Anschwellen bewirkt. Der so in Gang gesetzte Teufelskreis verursacht innerhalb von Stunden einen völligen Untergang der in der Loge enthaltenen anatomischen Strukturen.
Dies wird häufig nach Verletzungen am Unterschenkel beobachtet. Nach dem geschädigten Muskel nennt man das Logensyndrom hier Tibialis-anticus-Syndrom (Abb. 80). Es manifestiert sich hier durch außergewöhnliche Schmerzen im Unterschenkel, dem bald eine Unfähigkeit zum Anheben der Zehen, gepaart mit einer Gefühlsstörung am Fuß folgt. Die einzige Behandlung besteht in der sofortigen operativen Druckentlastung durch breites Spalten der Faszie.

3.2.4 Frakturen bei Kindern

3.2.4.1 Besonderheiten

Das besondere des jugendlichen Knochens ist seine Wachstumspotenz. Dies bedingt einerseits eine größere Toleranz gegenüber Fehlstellungen durch vermehrte Korrekturmöglichkeit, andererseits aber eine vermehrte Verletzbarkeit im Bereich der Wachstumszone und damit ein erhöhtes Risiko zum Fehlwachstum.

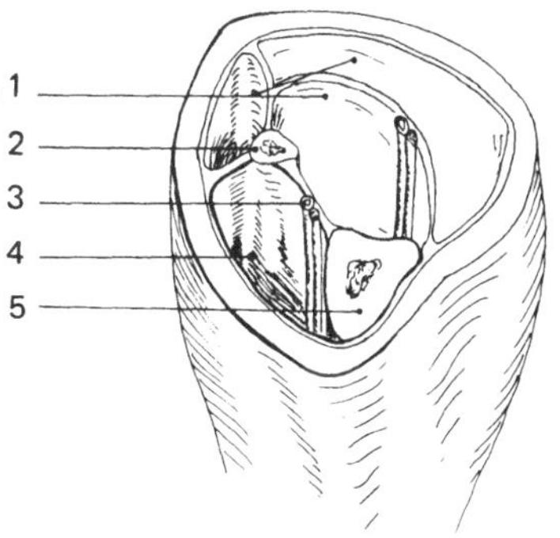

Abb. 80. Muskellogen am Unterschenkel (Querschnitt). *1* Logen der dorsalen Wadenmuskulatur. *2* Fibula. *3* Arteria tibialis anterior und Nervus peroneus profundus. *4* Tibialis-anticus-Loge. *5* Tibia

Aus den besonderen anatomischen Verhältnissen des kindlichen Knochens resultieren die Besonderheiten bei kindlichen Frakturen.

Frakturen der Wachstumszone (Abb. 81). Hier wird die empfindliche Wachstumszone, wo der Knochen in die Länge wächst, verletzt. Wie bei jeder Verletzung bildet sich auch hier eine Narbe, die jedoch nach Heilung die Fähigkeit zum Wachstum verloren hat. Wenn nun, wie in den meisten Fällen, nur ein Teil der Wachstumsfuge (= Epiphysenfuge) verletzt wird, entsteht ein Längenwachstum in einer falschen Richtung (Abb. 82). Dieses kann nur durch eine operative, millimetergenaue Reposition verhindert werden.

Grünholzfraktur (Abb. 83). Bei dieser Bruchform reicht die einwirkende Gewalt nicht aus, das außerordentlich derb-elastische Periost (= Knochenhaut) des Kindes ganz zu zerreißen. Für die geschlossene Reposition ist es wichtig zu wissen, daß bei der Grünholzfraktur auf der einen Seite der Periostzügel noch intakt ist.

Wulstbruch. Ebenfalls ein charakteristischer Bruch des elastischen kindlichen Knochens ist der Wulstbruch. Hierbei wird bei einem axialen Stoß, meist bei Sturz auf die ausgestreckte Hand, der Knochen in der Längsachse gestaucht. Durch die stabile Verkeilung

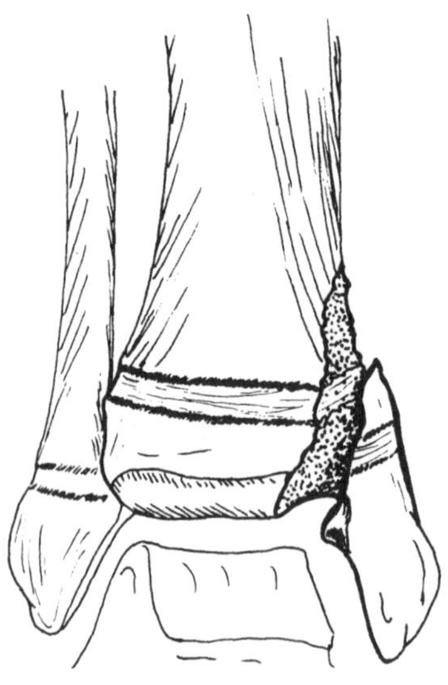

Abb. 81. Epiphysenfugenfraktur. Die Wachstumszone ist von der Fraktur mitbetroffen

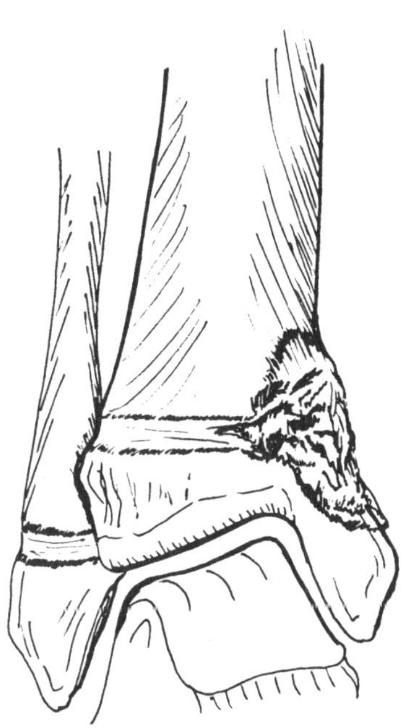

Abb. 82. Durch Verlust der Wachstumspotenz der verletzten Fuge wirkt die Narbe wie eine Klammer gegenüber der Gegenseite. Dadurch resultiert eine Gelenkfehlstellung

der beiden Enden ist eine Ruhigstellung nur zur Schmerzlinderung nötig.

3.2.4.2 Therapierichtlinienen

Etwa 95% der kindlichen Schaftfrakturen können konservativ behandelt werden. Durch die Wachstumspotenz und die Korrekturmöglichkeit muß keine ideale Reposition erzwungen werden. Meist genügt eine ungefähre Einstellung der Achse (Abb. 84). Eine Ausnahme bilden die Rotationsfehlstellungen, die nicht von der Natur korrigiert werden können. Als Behandlungsmethoden bieten sich die manuelle Reposition in Narkose und die anschließende Gipsfixation an oder die Therapie mittels Extension. Einer operativen Behandlung bedürfen, wie bereits erwähnt, die Frakturen, welche die Wachstumsfuge zerstören, zumal diese meist zusätzlich in das benachbarte Gelenk reichen. Bei diesen Frakturen würde das durch den Bruch hervorgerufene Fehlwachstum spätere Korrektureingriffe notwendig werden lassen.

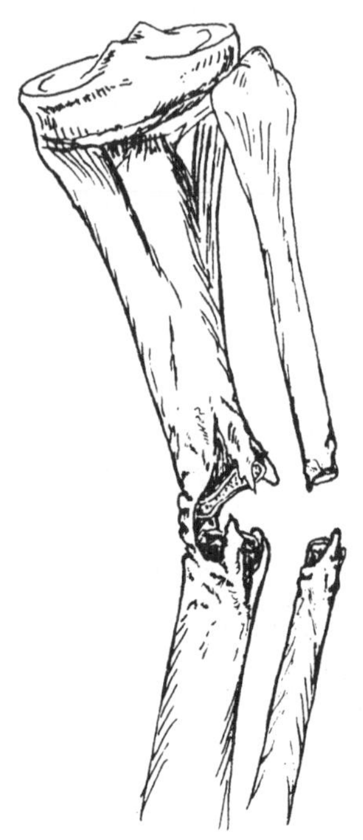

Abb. 83. Grünholzfraktur. Das zähe Periost ist nur auf der einen Seite eingerissen. Die Fraktur hat dadurch nur eine geringe Dislokationstendenz

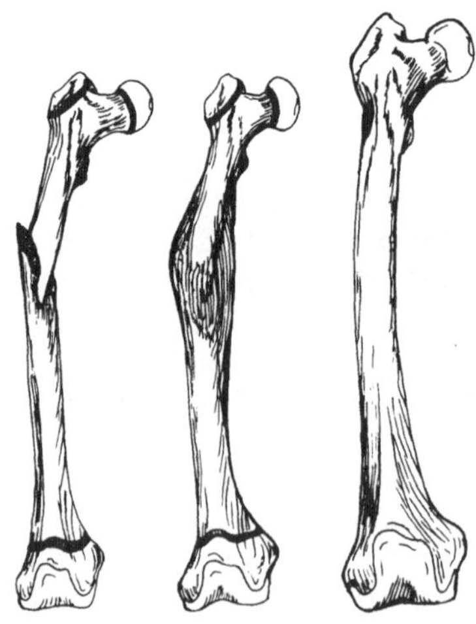

Abb. 84. Achsenkorrektur beim jugendlichen Knochen. Die ursprüngliche Fehlstellung der verheilten Fraktur hat sich bis ins Erwachsenenalter vollständig ausgeglichen

Es sei an dieser Stelle noch einmal darauf hingewiesen, daß die Gipsbehandlung bei einer frisch reponierten Fraktur einer genauen Kontrolle bedarf. Werden Beschwerden angegeben, muß diesen unbedingt nachgegangen und eine Druckstelle oder eine Zirkulationsstörung mit Sicherheit ausgeschlossen werden. Zirkuläre Gipse (bei frischen Verletzungen nur in Ausnahmefällen erlaubt!) müssen gespalten werden, auch wenn das Repositonsresultat damit in Frage gestellt wird. Kontrollen bei frisch angelegten Gipsen:
Schmerzen: Druckstellen;
Zirkulation: Temperatur und Farbe der Haut;
Beweglichkeit: Zehen, Finger;
Sensibilität.

3.2.5 Beschreibung häufiger Frakturen

Schlüsselbeinbruch (Claviculafraktur).
Vorkommen und Ursache: Direkter Schlag oder Sturz (z.B. Motorrad).
Form: Meist im mittleren Drittel.
Therapie: Konservativ, meist mit sog. Rucksackverband (Reposition der Fragmente durch beidseitigen Schulterzug am Rücken).

Subcapitaler Oberarmbruch (Abb. 85).
Vorkommen: Ältere Menschen, direkter Sturz.
Form: Meist mehr oder weniger Querfraktur unterhalb des Humeruskopfs, häufig Fragmentation des Kopfs mit Abriß der Rollhöcker.
Therapie: Konservativ, evtl. mit Repositionsversuch. Ruhigstellung nur einige Tage, sonst Schultersteife.

Ellenbogenfrakturen der Kinder (supracondyläre Humerusfraktur) (Abb. 86).
Vorkommen: Kinder, Sturz auf überstreckten Ellenbogen mit Abknickung.
Form: Meistens Abriß des lateralen Gelenkanteils am Oberarm. Besonderes: Oft im Röntgenbild nicht oder nur mit Vergleich der Gegenseite erkennbar!
Therapie: Da Gelenkfraktur mit Verletzung der Epiphyse, immer operativ. Das abgerissene Fragment wird mit Drähten refixiert.

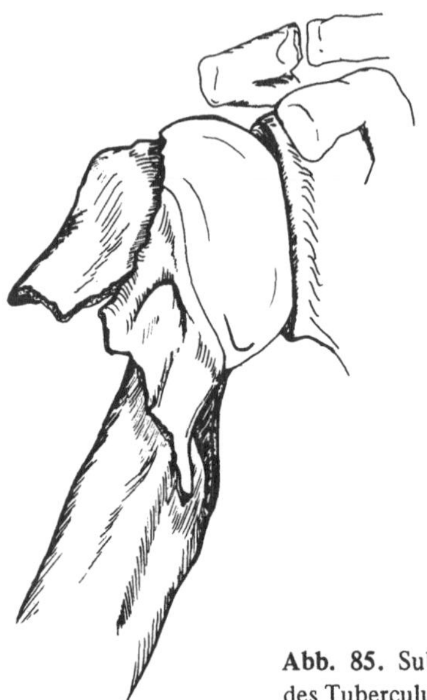

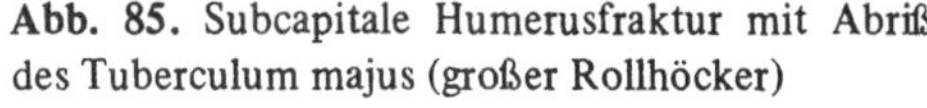

Abb. 85. Subcapitale Humerusfraktur mit Abriß des Tuberculum majus (großer Rollhöcker)

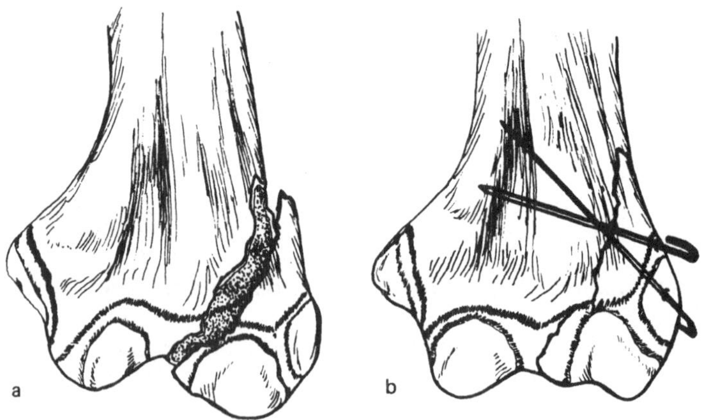

Abb. 86a, b. Supracondyläre Humerusfraktur. **a** Die Fraktur betrifft die Wachstumszone und verläuft intraartikulär. **b** Nur durch exakte anatomische Reposition können ernsthafte Spätschäden des Gelenks verhindert werden. Eine Fixation mit zwei Kirschnerdrähten reicht bei kleineren Kindern oft aus

Distaler Speichenbruch (Radiusfraktur „loco classico" (Abb. 87).
Vorkommen: Sehr häufig. Sturz auf ausgestreckten Arm bei dorsalflektierter Hand.
Form: Ca. 50% aller Radiusfrakturen sind Querfrakturen mit Abknickung des distalen Teils nach dorsal.
Therapie: Manuelle Reposition unter Zug. Gipsfixation für 4 Wochen.

Kahnbeinbruch (Navicularefraktur)
Vorkommen: Sturz auf ausgestreckte Hand.
Form: Querbruch des Kahnbeins in der Mittelhand.
Besonderes: Im Röntgenbild oft schwer zu erkennen. Wegen knapper Durchblutung schlechte Heilungstendenz.
Therapie: Navicularegips (s. Abb. 9b). Wenn nach 12–18 Wochen keine Heilung: Pseudarthrose (häufig), die mit einer Knochenverpflanzung behandelt werden muß.

Fingerfrakturen
Vorkommen: Direktes Trauma. Arbeitsunfälle.
Form: Meist Schaftfrakturen der Fingergrund- und Endglieder.
Therapie: Außer einigen Sonderformen immer konservativ. Nach Reposition Fixation im Gips, meist 2–3 Wochen.

Wirbelfrakturen (Abb. 88).
Vorkommen: Heftige Gewalteinwirkung bei Sturz aus großer Höhe, Motorradunfall. Meist kurzzeitiges Zusammenknicken der Wirbelsäule.

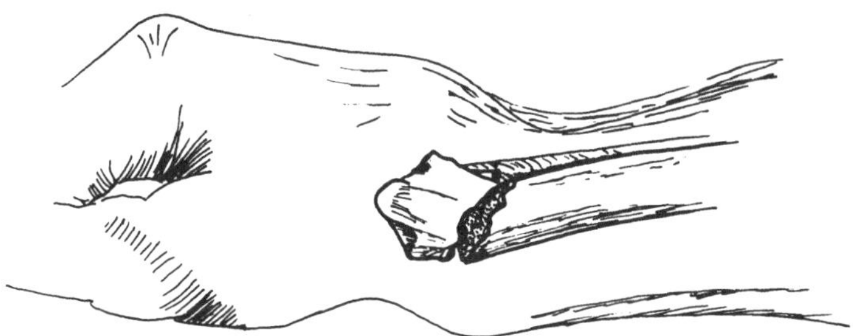

Abb. 87. Radiusfraktur „loco classico". Durch die dorsale Abknickung des Fragments entsteht die typische „Gabelstellung" der Hand

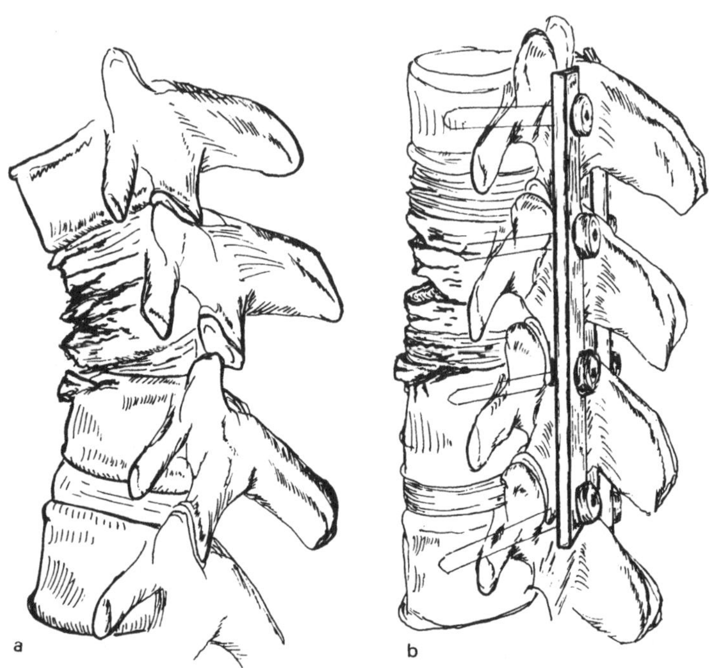

Abb. 88. a Durch die Fraktur der vorderen Wirbelkörperpartie kommt es zur Knickbildung der Wirbelsäule. Bei zusätzlichen dorsalen Frakturen können Nervenschädigungen auftreten. **b** Bei instabilen Frakturen sowie bei bestehenden Rückenmarkssymptomen wird die Wirbelsäule mittels Platten stabilisiert

Form: Je nach Unfallmechanismus. Häufige Keilform des frakturierten Wirbels (meist Übergang Brust-Lendenwirbelsäule).
Besonderes: Bei Wirbelfrakturen kann das Rückenmark beteiligt sein und zu Querschnittslähmung führen. Besonders sorgfältige Operationsindikationsstellung durch Fachspezialisten notwendig.
Therapie: Wenn Fraktur stabil und wenig Knickbildung durch Keilform: Bettruhe für einige Tage. Wenn instabile Fraktur: Operative Stabilisierung.

Beckenfrakturen.
Vorkommen: Massive, direkte Gewalteinwirkung.
Form: Beckenringbrüche und Beckenrandbrüche.
Therapie: Wenn größere Dislokation, Reposition durch Dauerzug.

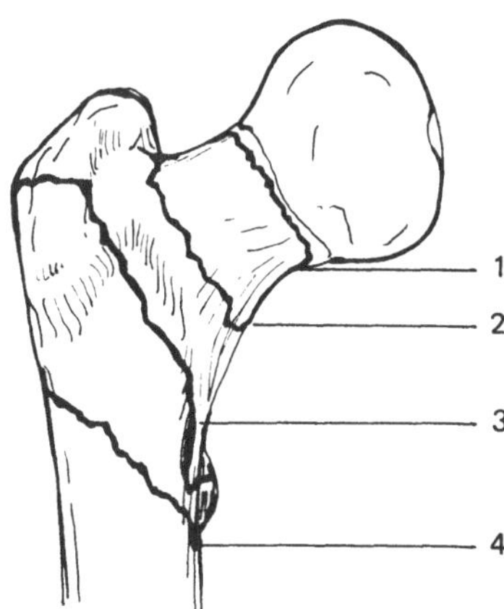

Abb. 89. Frakturen des proximalen Femurs. *1* Subcapitale Schenkelhalsfraktur. *2* Basale Schenkelhalsfraktur. *3* Petrochantere Femurfraktur. *4* Subtrochantere Femurfraktur

Frakturen des proximalen Femurs (Abb. 89).
Vorkommen: Sehr häufig alte Leute. Direkter Sturz (häufig im Winter, Glatteis).
Form: Je nach Lokalisation unterscheidet man verschiedene Frakturformen.
Therapie: Operationsindikation ist praktisch immer gegeben, da bei konservativer Extensionsbehandlung lange Bettlägrigkeit die Komplikationsrate bei betagten Patienten stark erhöht.
Methoden: Gelenkersatz oder Osteosynthese (evtl. Nagelung, technisch oft anspruchsvoll) (Abb. 90).

Übrige Femurfrakturen (Abb. 91).
Vorkommen: Direktes Trauma. Oft Verkehrsunfälle.
Form: Schaftfrakturen oder distal ins Kniegelenk reichend.
Therapie: Bei Erwachsenen praktisch immer operativ: Platte (oder Nagelung), distal Kondylenplatte. Bei Kindern Extension auf Extensionstisch nach Weber oder „overhead“ (Abb. 92).

Unterschenkelfrakturen
Vorkommen: Ca. 15% aller Frakturen! Oft bei Sportunfällen.
Form: Meist Schaftbrüche. Wegen geringer Hautdecke oft offene Frakturen mit entsprechenden Komplikationen. Meistens instabile Frakturen.
Therapie: Operativ mit Platten oder Nagelung, bei verzahnten Querfrakturen kann konservative Gipsbehandlung angewendet werden.

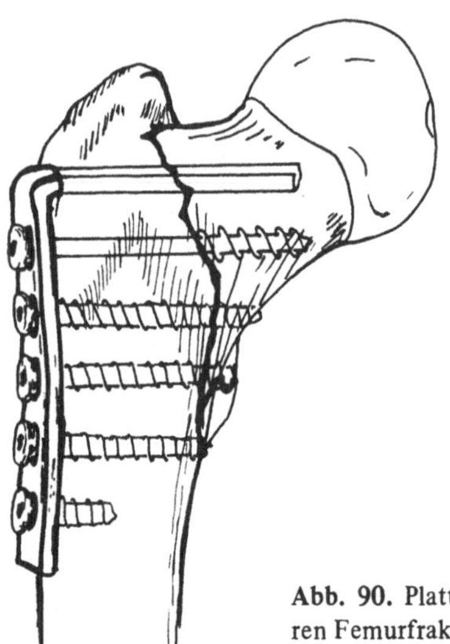

Abb. 90. Plattenosteosynthese einer pertrochanteren Femurfraktur

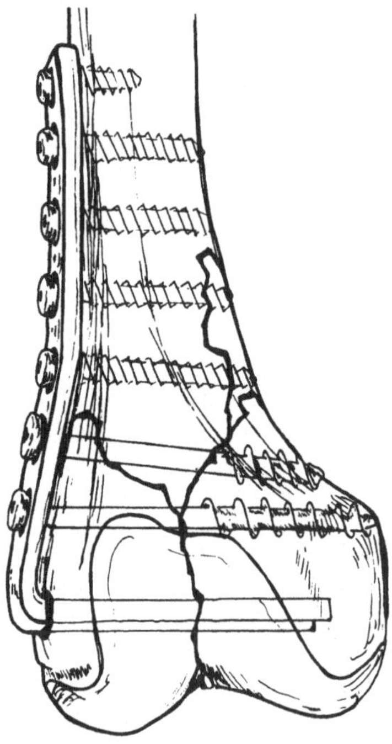

Abb. 91. Osteosynthese bei trans- und suprakondylärer Femurfraktur

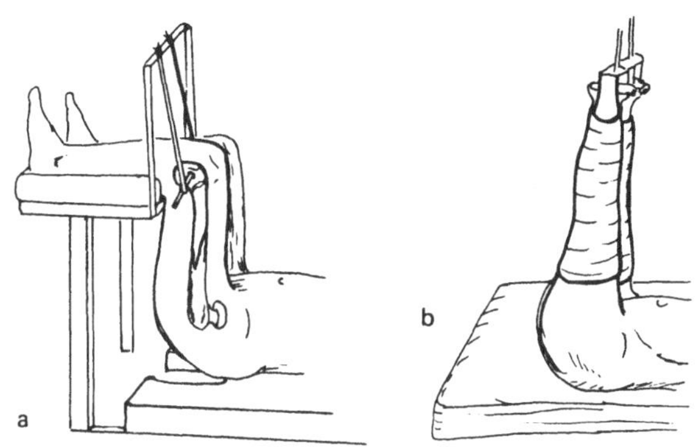

Abb. 92a, b. Extensionen bei kindlichen Femurfrakturen. **a** Extension nach Weber bei größeren Kindern. **b** Overhead-Extension bei Kleinkindern. Fixation mit Heftpflaster

Sprunggelenksfrakturen (Abb. 93)
Vorkommen: Starkes Verkanten des Fußes. Häufige Sportverletzung.
Form: Je nach Schweregrad Einteilung, die entsprechende Therapiekonsequenzen nach sich zieht. Entscheidend ist die Verletzung der Syndesmose zwischen Tibia und Fibula bezüglich Stabilität der Knochengabel.
Therapie: Immer operativ bei Syndesmosenverletzungen (Typ C), bei Typ A (und B) je nach Fraktur.

3.3 Verletzungen ohne Frakturen

Durch die übliche Diagnostik in der Traumatologie des Bewegungsapparates mittels Röntgentechnik wird der Unerfahrene zur Überbewertung der knöchernen Verletzung verleitet. Dies rührt daher, daß im Gegensatz zu der klaren Darstellung der ossären Strukturen die Weichteile bestenfalls als Schatten dargestellt werden. Wie jedoch bereits weiter oben ausgeführt, ist es mindestens ebenso wichtig, die Verletzung der Weichteile zu beurteilen und behandeln wie diejenige der Knochen.

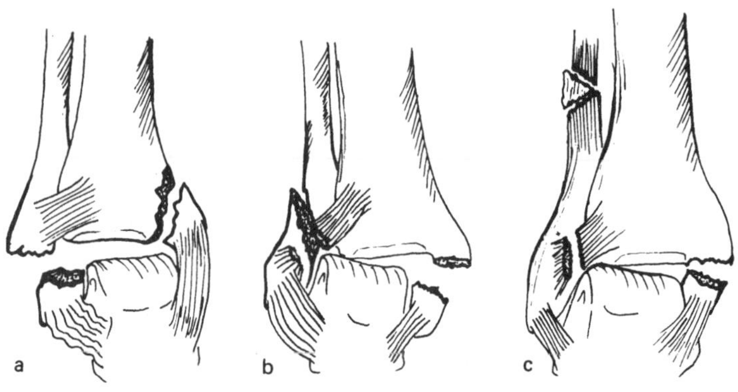

Abb. 93a–c. Sprunggelenkfrakturen. Einteilung entsprechend der Frakturhöhe an der Fibula. **a** Fraktur unterhalb der Syndesmose: Typ A. **b** Fraktur auf Höhe der Syndesmose: Typ B. **c** Fraktur oberhalb der Syndesmose: Typ C

3.3.1 Luxationen

Man versteht darunter die kurzzeitige oder dauernde Ausrenkung eines Gelenks durch Gewalteinwirkung. Prinzipiell kann jedes Gelenk luxieren, falls ein entsprechendes Trauma auftritt. Durch Anordnung der Bandführung sowie durch die knöcherne Form sind jedoch einige Gelenke besonders häufig betroffen: Finger, Knie, Ellenbogen, Kniescheibe, Hüfte (Abb. 94) und Schulter (Abb. 95). Luxationen mit oder ohne begleitende Fraktur kommen auch in der Wirbelsäule, besonders der Halswirbelsäule, vor. Der typische Unfallmechanismus hier ist das sog. Peitschenschlagtrauma bei einem Auffahrunfall im Auto ohne Nackenstütze. Dabei wird der Kopf mit Gewalt zuerst nach hinten und anschließend nach vorn geschleudert. Dadurch erfährt die Halswirbelsäule eine maximale Beugung kombiniert mit Zug, was zusammen zu einer Luxation der Wirbel führen kann.

Die Behandlung der Luxation besteht in der möglichst baldigen Einrenkung, die meist unter manuellem Zug gelingt. Wird die Einrenkung verspätet vorgenommen, haben sich die Muskelns bereits schmerzhaft verkrampft. Zur Überwindung der Kraft, vor allem der stammnahen Muskulatur, benötigt man meistens eine Narkose.

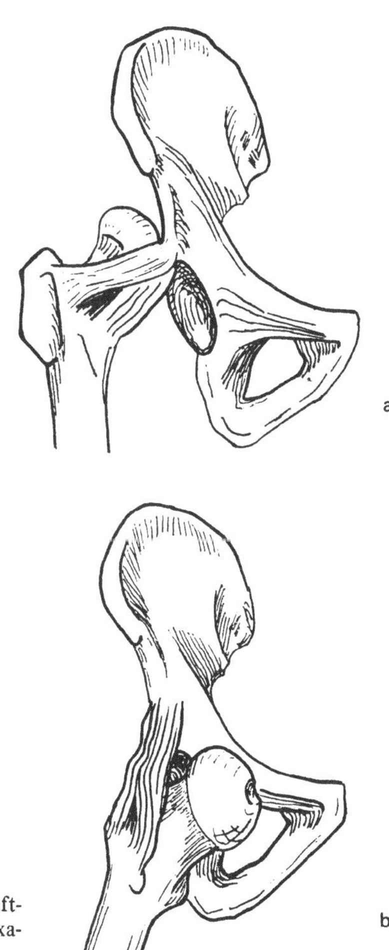

Abb. 94a, b. Luxationen des Hüftgelenks. **a** Luxatio iliaca. **b** Luxatio pubica

Es empfiehlt sich, unmittelbar nach der Einrenkung ein Röntgenbild anzufertigen, um evtl. Begleitfrakturen nicht zu übersehen. Anschließend wird das luxierte Gelenk ruhiggestellt, damit sich die gedehnten Kapselbandstrukturen erholen können.

Als Folge einer Luxation kann es – vor allem bei der Schulter – zur gewohnheitsmäßigen (habituellen) Luxation kommen. Dabei findet ein Auskugeln des Gelenks auch ohne Unfall statt, es genügt

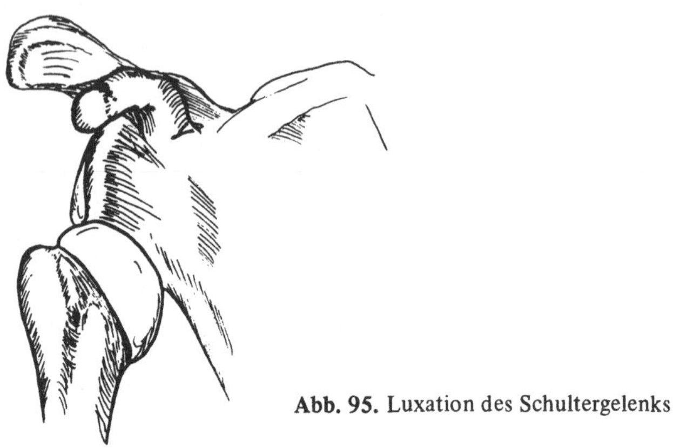

Abb. 95. Luxation des Schultergelenks

dazu oft eine ungeschickte Bewegung, da die Gelenkkapsel zu stark gedehnt ist. Dieser Zustand bedarf einer operativen Korrektur mit Verbesserung der Gelenkstabilität.

3.3.2 Bänderverletzungen

Mit oder ohne begleitende Frakturen stellen die Bandverletzungen in der Gelenkunfallchirurgie einen wichtigen Faktor dar. Man unterscheidet je nach Schweregrad Bandzerrungen und Bandrupturen (= Risse) (Abb. 96, 97). Während erstere gewöhnlich mit einer Ruhigstellung im Gips folgenlos ausheilen können, erfordern die

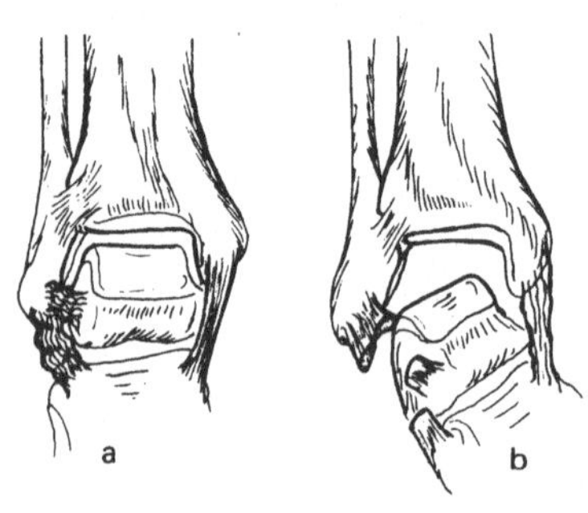

Abb. 96a, b. Bandverletzungen am oberen Sprunggelenk. **a** Zerrung des lateralen Bandapparates. **b** Laterale Bandruptur

Rupturen eine operativ durchgeführte Bandnaht. Wird diese nicht durchgeführt, riskiert man eine dauernde Instabilität des Gelenks, da die korrekte Gelenksführung durch die narbig veränderten und erschlafften Bänder nicht mehr gewährleistet ist (Abb. 98). Da dadurch eine vermehrte Gelenksabnützung zu erwarten ist, sind solche Instabilitäten auch sekündär zu korrigieren. Mittels einer sog. Bandplastik wird unter Zuhilfenahme von benachbarten Sehnen oder Faszienzügen der ausgefallene Bandanteil funktionell rekonstruiert. Besonders häufig sind diese Eingriffe am Knie und am Sprunggelenk notwendig (Abb. 99).

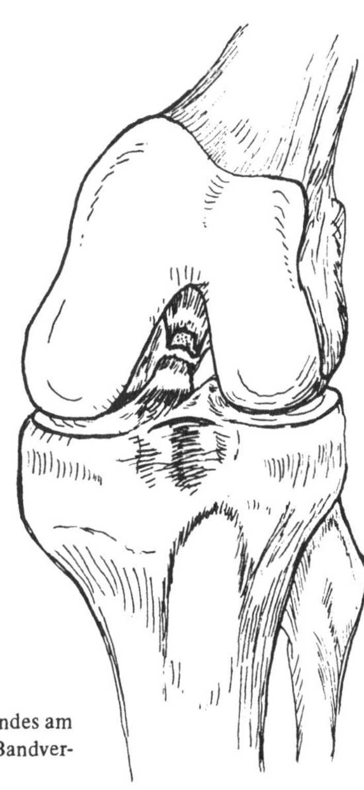

Abb. 97. Riß des vorderen Kreuzbandes am Knie (oft kombiniert mit weiteren Bandverletzungen)

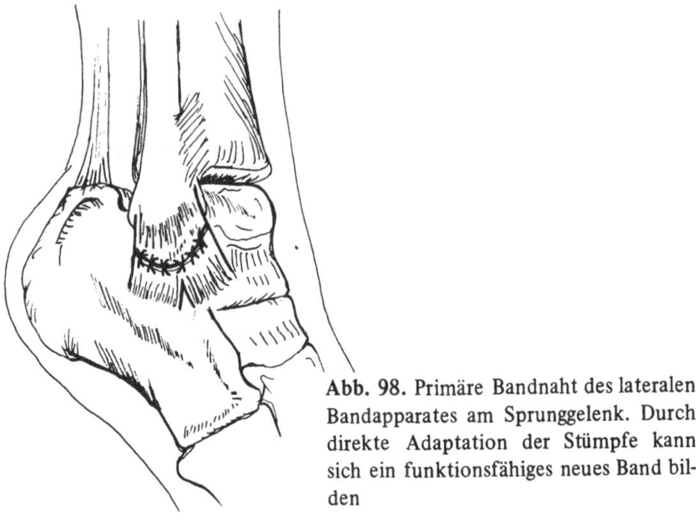

Abb. 98. Primäre Bandnaht des lateralen Bandapparates am Sprunggelenk. Durch direkte Adaptation der Stümpfe kann sich ein funktionsfähiges neues Band bilden

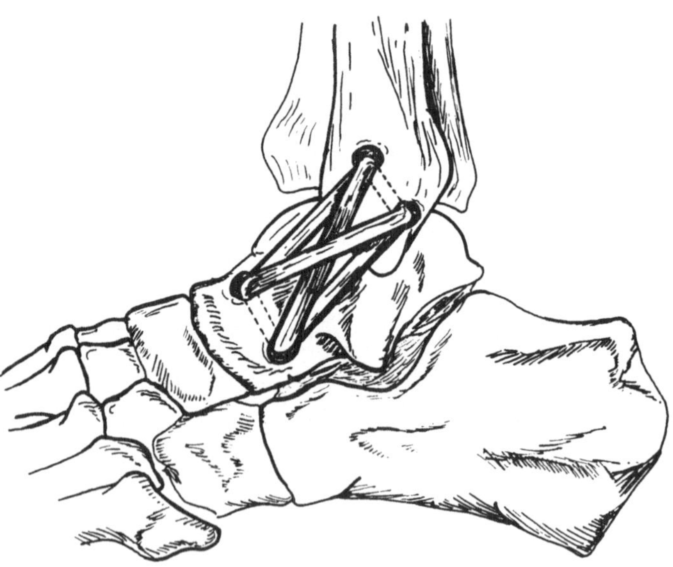

Abb. 99. Bandplastik am Sprunggelenk. Durch Einführen der vorher entnommenen Plantarissehne am gleichen Bein kann durch entsprechend gelegte Bohrlöcher ein funktionstüchtiger lateraler Bandapparat hergestellt werden

3.3.3 Sehnenverletzungen

Durch plötzliche Überbelastung, vor allem bei untrainierten Individuen, kann es zu einem Riß einer Sehne kommen. Das klassische Beispiel ist die Achillessehnenruptur. Die fingerdicke Sehne, die durch die Kraftübertragung von der Wadenmuskulatur auf den Fuß das kraftvolle Abstoßen ermöglicht, rupturiert typischerweise beim Sprinterstart in der Aufwärmphase des Trainings. Der Sportler selbst und oft auch die nähere Umgebung hören dabei einen deutlichen Knall, der dem sofortigen stechenden Schmerz vorangeht. Die Therapie der Wahl ist die primäre Naht mit anschließender Ruhigstellung im Gips bis zur Ausheilung (10 Wochen). Weitere häufige Sehnenrupturen sind im Bereich der langen Bizepssehne am Oberarm zu beobachten. Da dieser Muskel zwei Köpfe hat, resultiert aus der Verletzung meist kein Funktionsausfall. Sie kann in den meisten Fällen ohne Operation behandelt werden.

Sehnenverletzungen im Bereich der Hand. Durch die besondere Stellung der Hand mit ihren vielfältigen und differenzierten Aufgaben verdienen auch die Sehnenverletzungen besondere Beachtung. Die Diagnose läßt sich durch den Funktionsausfall der betroffenen Sehne feststellen, wobei äußerlich häufig nur eine scheinbar harmlose Schnittwunde sichtbar ist. Zur möglichst vollständigen Wiederherstellung der Funktion ist eine primäre, saubere Sehnennaht notwendig. Oft wird diese sogar mit Hilfe eines Mikroskops durchgeführt, denn auch bei fachgerechten Sehnennähten, vor allem im Beugesehnenbereich der Finger, resultiert nicht selten ein störender Funktionsausfall.

3.3.4 Meniskusverletzungen

Die Menisken sind halbmondförmige Gebilde aus Faserknorpel, die jeweils auf der Innen- und Außenseite des Schienbeinplateaus aufliegen. Durch die besondere Form (s.a. Abb. 7) vermitteln sie eine Verbesserung der Kniegelenkkongruenz und üben eine stoßdämpfende Wirkung aus. Durch eine Drehbewegung auf dem gebeugten belasteten Knie (Fußball) kann es zur Verletzung, vornehmlich des inneren Meniskus, kommen (Abb. 100). Der Patient verspürt dabei einen plötzlichen, stechenden Schmerz im Gelenk, der mit einer Blockierung des Knies in halbgebeugter Stellung auftritt, da sich der abgerissene Meniskusteil im Gelenk verkeilen kann. Gelingt es,

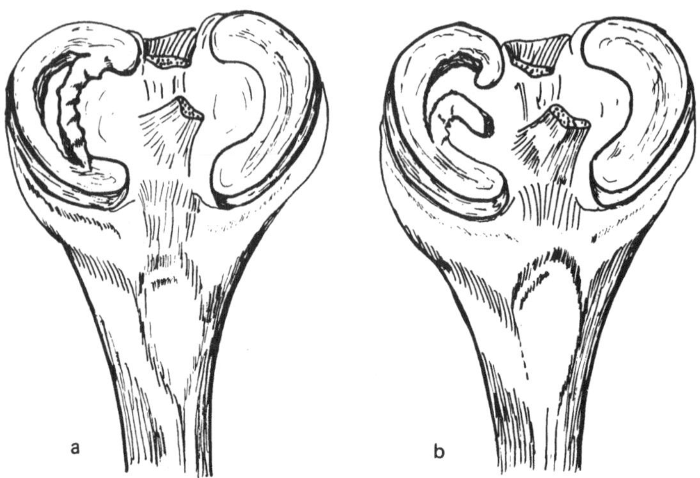

Abb. 100a, b. Meniskusverletzungen. **a** Sog. Korbhenkelriß mit Ablösung des mittleren Anteils. **b** Verletzung des Hinterhorns mit in den Gelenkspalt eingeschlagenem Fragment

diese Blockierung zu lösen und legt sich das Meniskusfragment an seine ursprüngliche Stelle, können die Symptome für längere Zeit verschwinden, bis bei einem an sich unbedeutenden Unfall eine erneute Einklemmung auftritt. Es ist deshalb sinnvoll, eine Meniskusverletzung sofort zu behandeln. Meistens wird dabei mindestens der verletzte Teil entfernt. Spezielle Techniken wie arthroskopische Entfernung, Refixation u.a. sind Ausnahmefällen vorbehalten.

3.3.5 Nervenverletzungen der Extremitäten

Bei jeder Verletzung einer Gliedmaße muß geprüft werden, ob begleitende Nervenverletzungen vorliegen. Da die Nerven bekanntlich sensible und motorische Fasern haben, muß das Vorhandensein beider Funktionen kontrolliert werden. Wird ein Ausfall festgestellt, kann mit fachgerechter Untersuchung die Art, Höhe und Ausdehnung der Verletzung eruiert werden. Während Läsionen kleiner Hautäste meistens unbehandelt belassen werden können, da sie sich kaum störend auswirken (Ausnahme: Hand!), bedürfen die größeren Nervenstämme äußerst sorgfältiger Therapie. Große Erfahrung des Operateurs und Einsatz einer Lupenbrille oder eines Operationsmikroskops sind legitime Forderungen.

Literatur

Anson BJ, McVay CB (1971) Surgical Anatomy, Vol 2. Saunders, London
Blount WP (1957) Knochenbrüche bei Kindern. Thieme, Stuttgart
Burri C (1979) Posttraumatische Osteitis. Huber, Bern Stuttgart Wien
Chapchal G, Waigand D (1971) Orthopädische Therapie. Thieme, Stuttgart
Charnley J (1979) Low Friction Arthroplasty of the Hip. Springer, Berlin Heidelberg New York
Charnley J (1968) Die konservative Therapie der Extremitätenfrakturen. Springer, Berlin Heidelberg New York
Cotta H (1978) Orthopädie. Thieme, Stuttgart
Debrunner HU (1978) Orthopädisches Diagnostikum. 3. Aufl. Thieme, Stuttgart
Ender J (1970) Per- und subtrochantere Oberschenkelbrüche. Problem beim frischen per- und subtrochanteren Oberschenkelbruch. Hefte Unfallheilkd 2:106
Exner G (1971) Kleine Orthopädie. Thieme, Stuttgart
Grob M (1957) Lehrbuch der Kinderchirurgie. Thieme, Stuttgart
Gschwend N (1977) Die operative Behandlung der chronischen Polyarthritis. Thieme, Stuttgart
Hackethal KH (1961) Die Bündel-Nagelung. Springer, Berlin Heidelberg New York
Hardegger F, Bianchini D (1979) Nachbehandlungsfibel. Springer, Berlin Heidelberg New York
Hollinshead WH (1969) The Back and Limbs. Harper & Row, New York Evanston London (Anatomy for Surgeons, vol 3)
Jäger M, Wirth CJ (1978) Kapselbandläsionen. Thieme, Stuttgart
Muhr G, Wagner M (1981) Kapsel-Band-Verletzungen des Kniegelenks. Springer, Berlin Heidelberg New York
Müller ME, Allgöwer M, Schneider R, Willenegger H (1977) Manual der Osteosynthese. Springer, Berlin Heidelberg New York
Schauwecker F (1981) Osteosynthesepraxis. Thieme, Stuttgart
Segmüller G (1973) Operative Stabilisierung am Handgelenk. Huber, Bern Stuttgart Wien
Weber BG (1972) Die Verletzungen des oberen Sprunggelenks. Huber, Bern Stuttgart Wien
Weber BG, Brunner C, Freuler F (1978) Die Frakturbehandlung bei Kindern und Jugendlichen. Springer, Berlin Heidelberg New York
Weber BG, Cech O (1973) Pseudarthrosen. Huber, Bern Stuttgart Wien

Sachverzeichnis

F. Séquin, R. Texhammar

Das AO-Instrumentarium

Anwendung und Wartung

Einleitung und wissenschaftliche Hinweise von H. Willenegger
1980. Über 1300 Abbildungen, 17 Arbeitsblätter. XVI, 306 Seiten
Gebunden DM 75,–
ISBN 3-540-10173-X

Inhaltsverzeichnis:
Einleitung. – Ärztliche und wissenschaftliche Hinweise. – Prinzipien der AO-Technik und ihre mechanischen Grundlagen. – Praktischer Teil: Das AO-Instrumentarium. Preßluft und Preßluft-Maschinen. Aufbereitung, Unterhalt und Bereitstellung der Instrumente und Implantate. Präoperative und postoperative Hinweise. Vorschläge zur Versorgung verschiedener Frakturen. Bereitstellen der Instrumente. – Sachverzeichnis.

Der Wunsch nach einer Anleitung für die praktische Anwendung des AO-Instrumentariums für das Operationspersonal ist so alt wie die Instrumente selbst.
Das Buch vermittelt allen Mitarbeitern des Operationsteams neben Zielen und Prinzipien der AO-Technik eine umfassende Kenntnis des AO-Instrumentatiums und seiner Anwendung.
Nach Themen aufgegliedert und mit entsprechenden Abbildungen versehen, dient das Buch als Nachschlagewerk und Manual. Die lose beigelegten Arbeitsblätter für die Bereitlegung der Instrumente im OP sind als Checklisten gedacht.
Das AO-Instrumentarium bildet eine Ergänzung zu den im Springer-Verlag erschienenen Büchern „Manual der Osteosynthese" und „Periphere Osteosynthesen" und beinhaltet
- Einblicke in wissenschaftliche und klinische Belange
- eine genaue Beschreibung der einzelnen Implantate und Instrumente
- ausführliche Angaben über die Art und Weise, wie die einzelnen Implantate und Instrumente zu handhaben sind und eingesetzt werden
- Vorschriften über deren Pflege und Wartung.

Je gründlicher das Operationspersonal mit dem AO-Instrumentarium vertraut ist und dessen Anwendung, Pflege und Wartung kennt, um so mehr kann auch von dieser Seite zum guten Gelingen einer Osteosynthese und zur Vermeidung methodisch bedingter Mißerfolge beigetragen werden. Das Buch ist ein unentbehrliches Nachschlagewerk für das ganze Operationsteam.

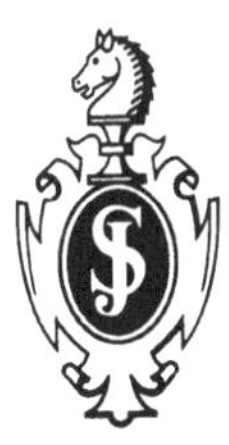

Springer-Verlag
Berlin
Heidelberg
New York

Die Buchreihe für Unterricht und Praxis

Fachschwester Fachpfleger

Operative Medizin

Herausgeber: G. Gille, B. Horisberger, B. Kaltwasser, K. Junghanns, R. Plaue

J. Hamer, C. Dosch

Neurochirurgische Operationen

Weiterbildung
Mit einem Geleitwort von K. Junghanns
1978. 80 Abbildungen. IX, 78 Seiten
DM 28,-
Mengenpreis ab 20 Exemplaren: DM 22,40
ISBN 3-540-08531-5

W. Saggau, T.-R. Billmaier

Herz- und Gefäßoperationen

Weiterbildung
1979. 110 Abbildungen. VIII, 104 Seiten
DM 36,-
Mengenpreis ab 20 Exemplaren: DM 28,80
ISBN 3-540-08735-4

J. Menzel, B. Dosch

Neurochirurgie

Prae- und postoperative Behandlung und Pflege. Fortbildung
Geleitwort von K. Junghanns
1979. 40 Abbildungen, 1 Tabelle. IX, 48 Seiten
DM 29,50
Mengenpreis ab 20 Exemplaren: DM 23,60
ISBN 3-540-09284-6

H.W. Asbach, C. Herrmann-Schüssler, M. Lorenz

Urologie

Prae- und postoperative Behandlung und Pflege. Fortbildung
1980. 29 Abbildungen, 6 Tabellen. IX, 60 Seiten
DM 32,-
Mengenpreis ab 20 Exemplaren: DM 25,60
ISBN 3-540-09835-6

Fortbildung

- die konsequente Ergänzung der Reihe *Fachschwester - Fachpfleger*

Operative Medizin

Herausgeber: s. Fachschwester - Fachpfleger

G. Feldkamp, E. Koch

Der Brandverletzte

Behandlung, Pflege, Organisation
Mit einem Geleitwort von J. Rehn
1981. 60 Abbildungen. XI, 97 Seiten
DM 39,80
Mengenpreis ab 20 Exemplaren: DM 31,90
ISBN 3-540-08734-6

B. Kaltwasser, A. Skuginna, G. Hierholzer

Chirurgie der Knochen und Gelenke

Konservative Knochenbruchbehandlung
Prae- und postoperative Behandung und Pflege
Mit einem Geleitwort von K. Junghanns
1981. 111 Abbildungen. XI, 113 Seiten
DM 48,-
Mengenpreis ab 20 Exemplaren: DM 38,40
ISBN 3-540-10451-8

D. Zeidler, L. Weik

Thoraxoperationen

Geleitwort von K. Junghanns
1981. 65 Abbildungen. XI, 67 Seiten
DM 54,-
Mengenpreis ab 20 Exemplaren: DM 43,20
ISBN 3-540-10601-4

F. Daschner

Hygiene auf Intensivstationen

Unter Mitarbeit von H. Langmaack, E. Scherer-Klein, L. Weber
1981. 18 Abbildungen. X, 103 Seiten
DM 48,-
Mengenpreis ab 20 Exemplaren: DM 38,40
ISBN 3-540-10602-2

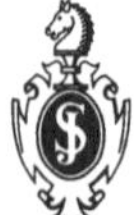

Springer-Verlag Berlin Heidelberg New York